LE CÔTÉ OBSCUR DE LA MÉDECINE

Mauvais médecins et médecins mauvais,
de l'Antiquité à nos jours

Acteurs de la Science

Fondée par Richard Moreau,
professeur honoraire à l'Université de Paris XII
Dirigée par Claude Brezinski et Roger Teyssou

La collection Acteurs de la Science est consacrée à des études sur les acteurs de l'épopée scientifique moderne ; à des inédits et à des réimpressions de mémoires scientifiques anciens ; à des textes consacrés en leur temps à de grands savants par leurs pairs ; à des évaluations sur les découvertes les plus marquantes et la pratique de la Science.

Dernières parutions

Daniel BOIS, *L'information aux sources de la science*, 2019.
Alexandru MARINESCU, *Le voyage de la « Belgica », Premier hivernage dans les glaces antarctiques,* 2019.
Franck CANOREL, *Contribution à l'histoire sociale des poisons. Le Ginger Jake*, 2018.
Tithnara SUN, *Les mots de la pharmacie, Une histoire linguistique de la pharmacie,* 2018.
Roger TEYSSOU, *Nouveau dictionnaire mémorable des remèdes d'autrefois,* 2018.
Jean-Paul WALCH, *Naissance de la chimie*, 2018.
AMIC, *Le temps, Une approche interdisciplinaire,* 2018.
Jean-Louis MILLOT, *Le discret pouvoir des odeurs*, 2018.
Pierre CHARLES-DOMINIQUE, *Histoire de la découverte des faunes tropicales. Les progrès de la pensée scientifique*, 2018.
Marceau FELDEN, *De Darwin à Einstein, Deux aventuriers du savoir,* 2018.
Auguste MARIE, *La psychanalyse et les nouvelles méthodes d'investigation de l'inconscient*, 2018.
Roger TEYSSOU, *Jérôme Fracastor (1478-1553), De la nature des choses à la nature des germes,* 2017.
Alain GIRET, *Les températures et l'effet de serre. Essai sur l'histoire et l'avenir du climat,* 2017.

Sofiane Bouhdiba

LE CÔTÉ OBSCUR DE LA MÉDECINE

Mauvais médecins et médecins mauvais, de l'Antiquité à nos jours

L'Harmattan

Du même auteur

La mortalité urbaine en Tunisie, Centre de publication universitaire, Tunis, 2012 ;

Médecin du bled. Sur les pas du médecin de colonie dans le Protectorat tunisien (1881-1956), L'Harmattan, Paris, 2013 ;

Gorée, porte sans retour. La mortalité des captifs à bord des navires négriers, L'Harmattan, Paris, 2014 ;

L'ennemi invisible. La vérité sur la mort des soldats, Pierre de Taillac, Paris, 2015 ;

Pavillon jaune. Histoire de la quarantaine, de la Peste à Ébola, L'Harmattan, Paris, 2016 ;

Vieillir en Tunisie, L'Harmattan, Paris, 2017 ;

Dans le sillage des médecins de marine, de l'Antiquité à nos jours, L'Harmattan, Paris, 2018 ;

Six millions de femmes. Femme et population en Tunisie, L'Harmattan, Paris, 2018 ;

Jeunes de Tunisie, L'Harmattan, Paris, 2019.

5-7, rue de l'École-Polytechnique – 75005 Paris
www.editions-harmattan.fr
ISBN : 978-2-343-17818-9
EAN : 9782343178189

Je dédie ce livre pessimiste aux quatorze bébés décédés
en ce funeste 7 mars 2019 dans la sordide
maternité de la Rabta à Tunis.

Paix à leurs âmes innocentes...

« Qui dit médecin
Dit putréfait, dit assassin,
Sale, meurtrier, homicide,
Homme de sang humain avide,
Homme ennemi de la santé,
Ami de la mortalité... »

Le mariage de rien, Scène IX,
Antoine Jacob, dit Montfleury, 1660

SOMMAIRE

Avant-propos

Auguste Comte se plaisait à dire qu'« On ne connaît pas complètement une science tant qu'on n'en sait pas l'histoire ». C'est bien vrai, et on connait bien l'histoire de la médecine. Mais c'est la belle histoire que l'on connait, celle portée par la figure du médecin génial, généreux, courageux, humain. On en sait beaucoup moins sur le médecin ignorant, charlatan, cupide, criminel.

Certes, de nombreux chroniqueurs et auteurs ont dévoilé depuis longtemps déjà quelques pans de cette face obscure de la médecine : Molière, Mary Shelley, Jules Romain, ont tous laissé des chefs d'œuvre centrés sur le mauvais médecin. Toutefois, ces travaux restent parcellaires et épars. C'est donc pour pallier à cette absence de réflexion synthétique centrée sur la « mauvaise médecine » que nous avons décidé de rédiger cet ouvrage. Nous distinguerons toutefois, comme le suggère le titre de ce livre, entre le mauvais médecin et le médecin mauvais.

Pendant très longtemps, au moins jusqu'à la Renaissance, le médecin aura été considéré peu efficace, voire inutile. D'autant plus que, face à des thérapies improbables, les hommes de religion étaient réputés pouvoir guérir, au travers d'une mystérieuse intercession avec les dieux. Même les Évangiles soulignent la nocivité du médecin : « Une femme souffrait d'hémorragies depuis douze ans ; elle avait beaucoup souffert du fait de nombreux médecins, et avait dépensé tout ce qu'elle possédait sans aucune amélioration ; au contraire, son état avait plutôt empiré[1] ». On peut imaginer ce qu'un tel discours devait impliquer chez les croyants.

On sait aujourd'hui que la saignée, les miasmes, les humeurs, les lavements, les références aux astres, étaient des pratiques totalement dénuées d'effet thérapeutique. Mais en est-on si sûrs ? Les médecins et journalistes français Michel Cymes et Emma

[11] *Marc*, 5, 25-26

Strack considèrent ainsi le placebo comme une « vraie fausse arnaque », et attirent notre attention sur l'apport non négligeable des thérapies inutiles : « On sait aujourd'hui que les saignées préconisées par Hippocrate ne produisaient pas l'effet physiologique attendu puisque la théorie des humeurs est aujourd'hui invalidée. Pourtant, les médecins et autres guérisseurs de ces différentes époques historiques croyaient alors fermement en l'efficacité des traitements qu'ils proposaient. Et, il faut bien l'admettre, de nombreux malades ont été soulagés grâce à ces méthodes, guéris même. Si l'on ne parlait pas alors de placebo[2], le résultat de ces méthodes est bien le même[3] ».

On peut donc se demander aujourd'hui si les médecins les plus ignares étaient véritablement inutiles, puisqu'après tout, les patients guérissaient parfois. Aujourd'hui, de nombreuses études médicales soulignent que l'effet placebo serait efficace dans un cas sur trois, tant dans le soulagement des douleurs que dans l'atteinte d'une guérison : « L'effet analgésique placebo repose sur l'indiction[4] d'attentes de soulagement chez le patient, ce qui entraîne l'activation d'aires cérébrales spécifiques impliquées dans la régulation de la douleur et dans l'anticipation d'une récompense. Ce phénomène a été associé à la libération d'endorphine et de dopamine[5] ».

De ce point de vue, on pourrait remettre en question notre perception du médecin de Molière. Quoi qu'il en soit, ne soyons pas trop durs envers les médecins d'ancien régime. Nous avons

---

[2] Le terme était pourtant apparu dans la liturgie de l'Église catholique romaine dès le XIIIe siècle, pour désigner les pleureuses chantant le psaume à l'Office des morts, car on savait que ces pleurs n'étaient pas sincères. Vers la fin du XVIIIe siècle, cette idée de faux associée au placebo prend un sens médical. Le mot apparaît en 1785 dans la seconde édition du *Mot herby's New Medical Dictionary*, au sens de « méthode banale de remède »

[3] Cymes (Michel) et Strack (Emma), *Les arnaques de la médecine*, Vanves, Chêne, 2016, pp. 262-263

[4] Opération mentale qui consiste à remonter des faits à la loi, de cas particuliers à une proposition plus générale. Antonyme de *déduction*

[5] Berna (C), Cojan (Y), Vuilleumier (P), Desmeules (J), « Effet placebo analgésique : apport des neurosciences », in *Revue médicale suisse*, n° 301, Genève, 2011

préféré éviter de considérer l'inefficacité thérapeutique comme faisant partie de la face obscure de la médecine. En effet, le médecin le plus habile ne pourra que refléter l'état de la science médicale de son époque : après tout, on ne peut pas lui reprocher de saigner les patients si la saignée est la seule thérapie enseignée dans les écoles de médecine.

Laissons-nous consoler par le prêtre français Etienne Binet (1569-1639), qui rassurait ses ouailles par des propos plus ou moins rassurants : « S'ils [les médecins] font quelque petit coin de cimetière bossu, sans eux tout le monde ne serait que cimetière... Ont-ils d'autres recettes pour eux que pour vous ? S'ils donnent à leurs femmes et à leurs enfants ce qu'ils vous ordonnent, qu'avez-vous à clabauder[6] contre eux ? [7] ».

Tunis, le 23 avril 2019

Pr Sofiane Bouhdiba

---

[6] Protester de manière malveillante

[7] Binet (Etienne), *Consolations et réjouissances pour les malades et personnes affligées, en forme de dialogue*, Rouen, 1616, pp. 511 et 526

Propos introductif

Comparée à la surabondance de la littérature traitant de l'histoire de la médecine, notre connaissance du « côté obscur » de l'art médical reste encore limitée.

Le médecin incarne l'érudit, le sage. Il est en principe porteur d'un savoir qui lui donne des responsabilités, et en premier lieu celle de guérir ses semblables. Seul hic, peut-être : le savoir ne suffisant pas toujours, le praticien peut être tenté de recourir à des pratiques déviantes. Pour Ambroise Paré, médecins et chirurgiens sont des « sorciers, enchanteurs, devins, magiciens, charmeurs, empoisonneurs, exorciseurs qui se vantent de guérir plusieurs maladies ; ce qu'ils font, par les machinations, fraudes, erreurs, fureurs, ruses et puissance des diables[8] ».

Pourtant, le premier principe que l'on apprend aux étudiants en médecine et en pharmacie est le *Primum non nocere*[9], qui s'inscrit dans le triangle hippocratique médecin/malade/maladie. Vers 410 avant J.-C. déjà, Hippocrate recommandait : « Face aux maladies, avoir deux choses à l'esprit : faire du bien, ou au moins ne pas faire de mal[10] ». Pourtant, le médecin peut nuire, parfois intentionnellement.

Et c'est précisément ces formes de nuisances que nous examinerons dans ce livre. Pour cela, nous avons choisi d'organiser notre réflexion en trois grandes parties, les deux premières correspondant aux deux formes de mal incarnées par le médecin. Nous commencerons par examiner la figure du mauvais médecin dans l'histoire : l'ignare, le charlatan, le cupide, l'antisocial.

---

[8] Paré (Ambroise), *Œuvres*, Paris, 1852, p. LIV

[9] En premier ne pas nuire

[10] *ἀσκέειν, περὶ τὰ νουσήματα, δύο, ὠφελέειν, ἢ μὴ βλάπτειν*, in *Épidémies* (I, 5), 410 av. J.-C. ; voir également Burgio (G. R.), Lantos (J. D.), *Primum Non Nocere Today*, Elsevier, 1998, p. 1

Nous approfondirons ensuite notre exploration des méandres de la médecine pour découvrir le médecin mauvais, c'est-à-dire le criminel, le déterreur de cadavres, le trafiquant d'organes, le tueur.

Une troisième partie sera dédiée à la réaction de la société face aux dérives du médecin : la déontologie, le contrôle, la formation, la fourniture de cadavres, la punition, la caricature, autant d'actions spontanées, éparses, réfléchies, qui auront toutes un but unique : empêcher le médecin ayant basculé du côté obscur, de faire du mal à ses semblables.

Notre ambition sera ici de dévoiler un pan du voile masquant le côté obscur de la médecine, au travers d'une démarche historique. Faut-il pour autant perdre confiance envers le médecin ? La réponse n'aura probablement pas à être formulée, elle se détachera spontanément de la succession des chapitres, notre recherche s'organisant d'une manière thématique.

Première partie

LE MAUVAIS MÉDECIN

Quoi qu'on dise, le médecin est un être exceptionnel, car ses compétences le distinguent des autres membres de la société. C'est aussi un symbole de contradictions, comme le souligne Jean de La Bruyère : « Tant que les hommes pourront mourir et qu'ils aimeront à vivre, le médecin sera raillé et bien payé[11] ». C'est à la perception négative du médecin « raillé », craint, détesté, que nous nous consacrons la première partie de cet ouvrage.

Nous commencerons par examiner l'évolution historique de la figure emblématique du charlatan. Nous nous intéresserons ensuite au rapport difficile du médecin à ses patients, ce qui nous amènera à la question centrale de l'argent. L'erreur médicale, hantise du médecin autant que du patient, fera également l'objet d'un chapitre. Nous clorons cette première partie de la réflexion en montrant dans quelle mesure le fait d'être au service de l'état peut, paradoxalement, faire basculer l'homme de l'art du côté obscur de la médecine.

[11] De la Bruyère (Jean), *Les Caractères*, 1688, 14, 65

Chapitre premier
LE CHARLATAN

Jusqu'à la Renaissance, l'impuissance de la médecine face aux maladies garantissait la suprématie de deux personnages que tout oppose pourtant : l'homme de religion et le charlatan. En effet, le médecin menait un combat perdu d'avance contre la maladie et la mort, et il devait se résigner à s'effacer devant le prêtre qui apportait les derniers sacrements. Les guérisons étaient de nature divine, miraculeuse ou liée à l'intercession des saints, et on considérait donc la prière plus efficace que le médicament[12].

L'autre personnage mis en valeur par l'impuissance, voire la nuisance du médecin, était le charlatan. Ce dernier retiendra davantage notre attention. Précisons toutefois que, dans cette confrontation entre le médecin et le charlatan, il n'existait pas une médecine savante et compétente qui s'opposait à une médecine empirique, inefficace et dangereuse. Il y avait un seul et même art de soigner, usant de remèdes impuissants, doublés de pratiques magico-religieuses[13].

Le chirurgien français Michel Cymes définit, avec l'humour qui le caractérise, la médecine comme un terrain naturel de la duperie : « L'arnaque, c'est d'abord une affaire d'escroquerie. Une duperie organisée en connaissance de cause. Aussi vieille que le monde, elle s'insinue dans tous les domaines de la vie et la médecine n'y échappe pas : depuis que les médecins et médicaments existent, charlatans et fabricants de contrefaçons prospèrent…

Ultime recours pour les uns, seule voie inexplorée pour les autres, l'espérance est une brèche dans laquelle s'engouffrent les

---

[12] Minois (Georges), *Le prêtre et le médecin. Des saints guérisseurs à la bioéthique*, Paris, CNRS, 2015

[13] Lebrun (François), *Se soigner autrefois. Médecins, saints et sorciers aux XVIIe et XVIIIe siècles*, Paris, Temps actuels, 1983, p. 185

charlatans : des thérapeutes aux appellations variées qui ne sont autres que des arnaqueurs. C'est le comble du cynisme : ils assouvissent une soif de pouvoir et leu appât du gain sur le dos de malades, aussi bien affaiblis physiquement que moralement[14] ».

Ce qui fait le bon médecin fait aussi le charlatan : intelligent, le médecin a réussi des études longues et sélectives. Rusé, il sait comment aborder et rassurer le patient, pour mieux le duper. Censés être altruistes et humanistes, les hommes de l'art inspirent confiance. Charlatans, cela leur permet d'en abuser.

Au milieu du XIXe siècle, le *Littré et Robin* définit le charlatan comme « Celui qui exerce illégalement la médecine et la pharmacie ou qui même les exerce légalement en s'aidant d'annonces, affiches et prospectus mensongers, de consultations de somnambules, de fausses approbations académiques, en vendant des remèdes, préparations ou appareils secrets[15] ».

Un mal nécessaire ?

Jusqu'aux Lumières, il était commun de recourir aux charlatans[16], sorcières et autres mages. Quoi de plus naturel, lorsque la chirurgie et la médecine officielle, galéniques, étaient insuffisantes, voire néfastes. Par ailleurs, les « empiriques » disposaient de certaines connaissances pratiques très spécialisées, qui pouvaient se révéler plus ou moins efficaces, et ils avaient surtout un grand pouvoir de persuasion sur les malades[17].

Sans vouloir défendre les charlatans, il faut reconnaître que les inciseurs de pierre, herniers, rebouteux, ablateurs de cataracte,

---

[14] Cymes (Michel) et Strack (Emma), *Les arnaques de la médecine*, Vanves, Chêne, 2016, p. 7

[15] Littré (Émile) et Robin (Charles), *Dictionnaire de médecine, de chirurgie, de pharmacie, des sciences accessoires et de l'art vétérinaire*, Paris, J.-B. Baillière, 1855

[16] Le mot serait dérivé du mot italien « ciarlare », qui signifie babiller, jaser. Pour plus de détails, voir Littré (Émile), *Dictionnaire de langue française*, 1863-1872

[17] Callebat (Louis), *Histoire du médecin*, Paris, Flammarion, 1999, p. 144

arracheurs de dents et autres faiseurs de miracles ne faisaient finalement que combler un vide thérapeutique. Même Ambroise Paré considérait que les empiriques ambulants du XVIe siècle, dont le nombre explose littéralement à la fin du siècle, pouvaient d'autant mieux exercer leur métier que les chirurgiens ne souhaitaient pas intervenir en raison du « danger qui bien souvent s'ensuit de telles opérations[18] ».

Même les plus grands philosophes de la fin du XVIe siècle ne cachaient pas leur préférence pour les empiriques, lorsqu'ils étaient malades. Thomas Hobbes avouait ainsi ouvertement préférer « prendre le remède d'une vieille femme expérimentée qui a été maintes fois au chevet d'un malade, que celui du médecin le plus savant mais sans expérience », tandis que Francis Bacon reconnaissait que « Les empiriques et les vieilles femmes ont souvent plus de succès dans leurs traitements que les savants médecins[19] ».

L'historien de la médecine français Louis Callebat écrit à ce propos : « Il serait trop facile d'attribuer le succès de cette médecine irrationnelle à l'ignorance, à la crédulité et à la pauvreté. Son audience, on ne saurait l'oublier, s'étendit à toutes les couches de la société. C'est un guérisseur qui, près du berceau de Blaise Pascal, traitait ses convulsions avec des cataplasmes magiques. Il était banal que des charlatans occupent un emploi à la cour de Louis XIV[20], et c'est dans un environnement de magie et de sortilèges que l'on s'efforçait d'arracher à sa faiblesse maladive le roi Charles II d'Espagne, justement surnommé *El Hechizàdo* (l'ensorcelé)[21] ».

Certaines thérapies alternatives vont même être popularisées par les charlatans, car les médecins n'ont pas su trouver de réponses efficaces à certaines pathologies. C'est le cas du

---

18 Paré (Ambroise), *Au lecteur. De l'invention et excellence de la médecine et chirurgie*, 1575

19 Pour plus de citations en ce sens, voir Thomas (Keith), *Religion and the decline of magic*, Londres, Penguin, 1991

20 Lebrun (F.), « Médecins et empiriques à la cour de Louis XIV », in *Histoire, économie et société. Santé, médecine et politiques de santé*, 3ème année, n° 4, 1984, pp. 557-566

21 Callebat (Louis), *Histoire du médecin*, Paris, Flammarion, 1999, pp. 144-145

mercure, qui restera jusqu'au XIXe siècle le seul traitement reconnu contre la syphilis. Le pharmacien Mathieu Valentin attribue ainsi la paternité du traitement mercuriel aux charlatans de la fin du XVe siècle : « Quand et comment le mercure a commencé à être utilisé, personne n'en a réellement de certitudes. Il semble que son emploi ait été popularisé par les charlatans avant même 1500, ces charlatans qui étaient devenus le seul recours des vérolés, face au rejet des médecins. L'efficacité de ce traitement sur les manifestations cutanées de la syphilis, qui étaient les seuls symptômes véritablement cernés, leur apporta une grande notoriété et discrédita médecins et apothicaires...

Les médecins, sans doute inquiets du pouvoir grandissant des charlatans ou par constatation de l'efficacité du mercure, finirent donc par l'adopter et en firent un allié précieux dans leur combat contre la syphilis[22] ». Pourtant, on se rend compte progressivement que le mercure préconisé par les empiriques se révèle totalement inefficace. Sa haute toxicité entraîne au contraire des effets secondaires dévastateurs, tels que le déchaussement des dents ou l'ulcération de la gorge[23].

Par ailleurs, contrairement à ce que l'on croit, le charlatan n'est pas systématiquement mal perçu par les populations. Le chirurgien français Yves Léon écrit ainsi : « Le charlatan est loin d'être impopulaire ; pour le monde rural il n'est pas éloigné socialement, son parler est le même, et si langage ésotérique il y a, il est mieux perçu quand il touche à une certaine sorcellerie que quand il concerne le vocabulaire scientifique. Sur la place du

---

[22] Valentin (Mathieu), *À travers les contes et nouvelles de Guy de Maupassant, image de la pharmacie et du pharmacien au XIXe siècle. Étude de la syphilis et de son arsenal thérapeutique, Thèse pour le diplôme d'État de Doctorat en pharmacie*, Université de Reims-Champagne-Ardennes, 9 février 2012

[23] Tilles (G.) et Wallach (D.), « Le traitement de la syphilis par le mercure. Une histoire thérapeutique exemplaire », in *Histoire des Sciences Médicales,* Tome XXX, n° 4, 1996, pp. 501-510

marché, pour ces ruraux peu mobiles, ce personnage qui voyage va offrir une distraction[24] ».

Et c'est précisément parce qu'il voyage que le charlatan prospère et survit : très mobile, il échappe autant à la justice qu'à la vindicte populaire lorsque ses thérapies aggravent le mal des patients. Par ailleurs, les médecins locaux semblent s'accommoder assez bien de cette concurrence, tant qu'elle reste fortuite et assimilée à du spectacle forain. Toute autre est la situation des guérisseurs et rebouteux qui, identifiés et installés dans les villes, finissent irrémédiablement par entrer en conflit avec les médecins, ce qui les amène parfois devant la justice.

Une technique universelle

Les charlatans de tous les siècles emploient à peu près les mêmes techniques pour convaincre leur clientèle. Vers 1270 déjà, le poète français Rutebeuf (1230-1285) décrit les arguments mis en avant par les pseudo-médecins, qu'il avait coutume de rencontrer sur les grands chemins : « Il a voyagé par-delà les mers, guéri les puissants ; il possède onguents et pierres miraculeuses venus de pays lointains et mystérieux, telles l'Inde et l'Égypte, capable même de ressusciter les morts ; passé par Salerne en Italie, foyer de la renaissance médicale au Moyen âge, il détient un remède universel pour guérir fièvres, fistules et rages de dents ; son onguent est le meilleur que l'on puisse trouver par les rues et les marchés ; il connait un remède contre les vers à base d'armoise cueillie à la Saint-Jean, de sauge et de plantain ; ses herbes, bien macérées, guérissent toutes maladies et infirmités[25].

Une littérature empirique technique se développe même vers le milieu du XIXe siècle. Les charlatans disposent ainsi de manuels de médecine empirique, tels que *Le médecin des pauvres*, *Le vrai médecin des pauvres*, ou encore le *Livre d'or du curé de campagne*. Car le clergé se trouve lui aussi une vocation

---

[24] Léon (Y.), « Exercice illégal de la médecine en Ille-et-Vilaine au XIXe siècle », in *Actes. Société Française d'Histoire de l'Art Dentaire,* 1995, p. 20

[25] Rutebeuf, *Le dit de l'herberie*, 1270

pour guérir les paroissiens, concurrençant ainsi les médecins, et notamment dans les campagnes.

Pour faire face à la concurrence, les charlatans préfèrent se spécialiser. Certaines pathologies deviennent même de leur ressort exclusif, comme par exemple les problèmes dentaires.

L'arracheur de dents

Les arracheurs de dents avaient coutume d'opérer sur la place publique, se déplaçant dans les villes et les villages. Pour encourager les badauds incrédules ou intimidés à recourir à leurs services, ils n'hésitaient pas à louer les services de faux patients, en faisant mine de leur arracher de fausses dents préalablement placées au fond de la bouche, sans la moindre souffrance. D'où l'expression « Mentir comme un arracheur de dents ».

L'Histoire du poète Sibus, écrite en 1661, est un témoignage de ces pratiques, particulièrement populaires au XVIIe siècle : « Le charlatan [...] se mit à faire une longue digression sur l'expérience qu'il avoit acquise par ses voyages, tant par la France qu'autre part, à tirer les dents sans faire aucune douleur. Il n'eust pas plutost achevé la parole, qu'on ouït sortir du milieu de la foule la voix d'un homme qui disoit : « Pardieu ! Je voudrois qu'il m'eust cousté dix pistoles et que ce qu'il dit fût vray ! Il y a plus d'un mois que je ne dors ny nuit ny jour, non plus qu'une âme damnée ! ».

Cette voix estoit celle du poëte, qui prenoit cette occasion de paroistre, ainsi qu'il avoit esté accordé entr'eux. Le charlatan luy dit qu'il falloit donc qu'il eust quelque dent gastée, et qu'il s'approchast. Et pource que Sibus feignoit d'en faire quelque difficulté : « Approchez, vous dis-je, reitera le fin matois[26] ; nostre veuë ne vous coustera rien. Je ne sommes pas si guiable que je sommes noir ; s'il n'y a point de mal, je n'y en mettrons pas ».

Nostre petit homme s'avança donc, et l'autre, luy ayant fait ouvrir la bouche et luy ayant long-temps farfouillé dedans, luy dit qu'il ne s'etonnoit pas s'il ne pouvoit dormir ; qu'il avoit deux

---

[26] Mot ancien désignant une personne rusée mais affichant un air bonhomme

dents gastées, et que, s'il n'y prenoit garde de bonne heure, il couroit fortune de les perdre toutes. Après plusieurs autres ceremonies que je passeray sous silence, Sibus le pria de les luy arracher ; mais quand ce fut tout de bon, et que des paroles on en fut venu à l'execution, quelque propos qu'il eust fait de gagner ses dix sols de bonne grace, la douleur qu'il sentoit estoit si forte qu'elle luy faisoit à tous momens oublier sa resolution. Il se roidissoit contre son charlatan, il s'ecrioit, reculant la teste en arrière ; puis, quand l'autre avoit esté contraint de le lascher : « Ouf ! continuoit-il, portant la main à sa joue et crachant le sang ; ouf ! il ne m'a point fait de mal ! ».

C'estoit donc un spectacle assez extraordinaire de voir un homme, les larmes aux yeux, vomissant le sang par la bouche, s'ecriant comme un perdu, protester neantmoins en mesme temps que celuy qui le mettoit en cet estat et le faisoit plaindre de la sorte ne luy faisoit aucune douleur. Aussi, quoy qu'il en dît, y avoit il si peu d'apparence, que le charlatan luy-mesme, au lieu de deux dents qu'il avoit mises en son marché, ne luy en voulut arracher qu'une. Il ne faut pas demander si le poëte fut aise de s'en voir quitte à si bon compte ; mais ce fut bien à dechanter quand, estant allé le soir chez son homme pour toucher son salaire, l'autre le luy refusa, alleguant qu'il avoit tant crié qu'il luy avoit plus nuy que servy ; qu'il ne luy avoit rien promis qu'à condition qu'il souffriroit sans se plaindre qu'on luy ostât deux dents, et qu'il n'avoit pas osé les luy arracher, de peur que, par ses cris, il ne le dechalandast pour jamais. Il ne faut pas demander s'il y eust là-dessus une grande querelle entre ces deux personnages...[27] ».

Le mireur d'urine

La mire d'urine remonte à la lointaine antiquité, Hippocrate et Galien ayant déjà proposé d'observer l'aspect des urines pour diagnostiquer les affections des reins et de la vessie. Durant tout le Moyen Âge, l'examen visuel des urines du malade fut considéré comme le premier devoir du médecin, et de

[27] Charles Sorel Sieur de Souvigny, *Histoire du poète Sibus*, 1661

nombreuses gravures le représentent en train d'observer un flacon empli du liquide jaunâtre, dans la chambre du patient.

Cette pratique, peu théorisée, donnait lieu à de nombreux actes de charlatanisme, au point que le mot « uromancie » fut créé pour désigner le prétendu art de diagnostiquer par l'observation de l'urine. Le *Dictionnaire des sciences médicales* de 1820 donne un étonnant exemple du diagnostic prononcé par un « uromante », ou médecin d'urine : « D'après l'urine de la consultante il me semble bien que les fonctions de la poitrine sont gênées par des phlegmes et la pléthore graisseuse [la jardinière de la maison, qui avait porté les urines, avait précisé que c'était pour une dame grasse et âgée de soixante-quatre ans], ce qui rend la respiration difficile à se faire.

La marche est gênée, point de fièvre, peu de sommeil ; l'estomac digère avec lenteur, ce qui excite des vents, qui le ballonnent. L'appétit est varié. Le ventre est chargé de glaire et est peu évacué ; les reins et les membres sont fatigués. Cet état a besoin de *tempérans*[28] et il convient de faire couler les humeurs. Je ferai donner ce qui conviendra en faisant porter la présente ». Le dictionnaire souligne bien, au travers de l'abondance de détails surréalistes, la manière dont les charlatans profitent de la crédulité publique.

Le chirurgien français Pierre Dionis (1643-1718) écrit à ce propos : « Le Médecin de Bœufs, c'est ainsi qu'on appelait une espèce de Médecin à Seignelay en Bourgogne, prétendait par l'inspection des urines connoître toutes sortes de maladies. Les messagers venaient de toute part lui apporter des fioles pleines d'urine ; on lui en envoyait beaucoup de Paris avec de l'argent pour payer la consultation ; il faisait à chacun la réponse comme il le jugeait à propos, et comme ceux qui disent la bonne aventure en regardant dans la main, il disait tant de choses qu'il rencontrait dans quelques-unes. Il suffisait qu'il eût dit vrai quelquefois pour le croire un oracle[29] ».

---

[28] Équilibre, au sens d'élimination des excès d'humeurs, dans la tradition hippocratique préconisant un équilibre des quatre humeurs dans le corps (sang, pituite, bile jaune, atrabile)

[29] Dionis (Pierre), *Cours d'opérations de chirurgie démontrées au Jardin-Royal*, Paris, D'Houry, 1707

En réalité, c'est au travers de la discussion avec le patient que le mireur collectait quelques éléments stratégiques sur la maladie. Des techniques plus subtiles existaient pour tromper les patients, comme en témoigne l'émailleur et savant français Bernard de Palissy (1510-1590) : « En une petite ville de Poitou il y avait un médecin aussi peu sçavant qu'il y en eust en tout le pays, et toutes fois par une seule finesse il se faisoit quasi adorer…

Il avoit une estude secrète bien près de la porte de sa maison, et par un petit trou, il voyait ceux qui lui apportoyent des urines, et estant entrez en la court, sa femme bien instruite, se venoit asseoir sur un bois près de l'estude, où il y avoit une fenestre fermée de châssis, et interrogeoit le porteur d'où il estoit, et que son mari estoit en la ville, mais qu'il viendroit bien tost, et les faisant asseoir auprès d'elle, les interrogeoit du jour que la maladie prit au malade, et en quelle partie du corps estoit son mal, et conséquemment de tous les effects et signes de la maladie ; et pendant que le messager respondoit aux interrogations, Monsieur le médecin, escoutoit tout, et puis sortoit par une porte de derrière, et rentroit par la porte de devant, par où le messager le voyait venir.

Lors la dame luy disoit : Voylà mon mari, parlez à lui ? Ledit porteur n'avait pas si tost présenté l'urine, que Monsieur le médecin le regardast avec belle constance, et après il faisoit un discours de la maladie, suyvant ce qu'il avoit entendu du messager par son étude ; et quand ledit messager estoit retourné au logis du malade, il contoit avec une grande merveille le sçavoir de ce médecin, qu'il avait conneue toute la maladie, soudain qu'il avait veu l'urine, et par ce moyen le bruit de ce médecin augmentot de jour à l'autre[30] ».

La technique est reprise par les charlatans du siècle suivant : un certain Raget de son vrai nom Jean rayer, officiant à Troyes vers la fin du XVIIe siècle, « exerce ses talents avec l'aide de sa femme qui faisait parler les malades avant qu'ils ne soient reçus

[30] Velter (André) et Lamothe (Marie-José), *Les outils du corps*, Paris, Messidor, 1984, p. 128

par le mireur qui écoutait caché dans un recoin[31] ». Cet ancien aide aux armées du régiment de Custine-dragons se prétendait chirurgien, consulteur d'urines depuis l'âge de 12 ans. En 1798, les membres de l'Administration municipale de Troyes indiquent que Jean Rayer est déclaré « non reçu, sans études et sans talents. Il est de plus, de mœurs suspectes ». Le docteur Bidor, médecin troyen, écrit même *Les mystères de l'uroscopie*, long poème de huit pages dénonçant les méthodes du charlatan.

De tels témoignages abondent dans la littérature médicale, et ils sont le plus souvent rédigés par des érudits dénonçant les pratiques des charlatans. Ce que l'on ignore, dans ces récits, c'est finalement l'issue de la maladie. Après avoir suivi la thérapie recommandée par le mire, deux cas sont possibles : soit le malade est guéri par le plus grand des hasards, faisant la gloire du charlatan ; soit son état de santé s'est détérioré, entraînant parfois la mort. Dans tous les cas, on aura conclu que, ma foi le médecin avait fait ce qu'il pouvait. Il aura de toute manière été préalablement payé pour sa prestation, et l'affaire tombe rapidement dans l'oubli. Car ce sont des gens simples dont il s'agit ici : les Princes disposent de leurs propres médecins.

Pour confondre les charlatans, on leur soumettait parfois des urines masculines ou animales en leur demandant de déterminer si les femmes – supposées avoir rempli le flacon de leur urine – étaient enceintes. Au point que le médecin montpelliérain Bernard de Gordon rédige, vers la fin du XVIe siècle, un *Traité des cantiles des urines* pour aider ses confrères à déjouer les pièges qu'on leur tendait ainsi[32].

La pierre de folie

Le traitement des maladies mentales, souvent délaissé par les médecins, entrait dans le champ d'action des empiriques. De fait, depuis l'antiquité on attribuait certaines formes de folie à une mystérieuse « méchante pierre du haut mal », qu'il fallait

---

[31] Dionis (Pierre), *Cours d'opérations de chirurgie démontrées au Jardin-Royal*, Paris, D'Houry, 1707

[32] Barraud (G.), « L'examen des urines à travers les siècles », in *Histoire de la médecine*, 1952

nécessairement extraire de la tête du patient. Un acte chirurgical donc, qui était risqué, car il fallait percer la boîte crânienne.

Le médecin perse Abou Bakr Mohammad Ibn Zakarya al Razi[33] (865-925) dénonçait d'ailleurs cette intervention dangereuse : « Certains guérisseurs prétendent guérir le haut mal[34] et font une ouverture en forme de croix sur la partie arrière du crâne et font croire à l'extraction d'une chose, qu'ils tenaient dans leur main précédemment ![35] ». Pourtant, jusque vers le milieu du XVIIIe siècle, des « tailleurs de pierre » sillonnaient les routes, prétendant extraire la pierre de folie de la tête des patients.

Le neurologue français Henry Meige (1866-1940) décrit le bien étrange mode opératoire des charlatans spécialistes de ce mal : « Après avoir incisé, l'opérateur saisit dans la main droite une énorme pince et fait mine de la plonger dans la plaie ; en même temps il approche sa main gauche à demi-fermée et dextrement, en prestidigitateur expérimenté, fais passer dans les mors de la pince la pierre qu'il dissimulait entre ses doigts. Le tour est joué. La pierre de tête est extraite[36] ». Tout comme le chirurgien, le charlatan doit être habile de ses mains, non pas pour opérer, mais pour donner l'illusion d'avoir accompli un acte.

Le patient étant considéré fou, on ne pouvait donner crédit à ses déclarations postopératoires. Le temps de constater que l'état mental du patient ne s'était guère amélioré, le charlatan avait pris ses honoraires et prudemment quitté les lieux. La scène d'extraction d'une pierre de folie a souvent fait l'objet de peintures, et notamment dans un contexte médiéval. De nombreux artistes, tels que Jan Sanders Van Hemessen, Pierre Bruegel l'ancien, David Teniers le Jeune ou Jérôme Bosch, soulignent d'ailleurs la volonté d'escroquerie au travers du rictus du charlatan-chirurgien.

---

33 Rhazès

34 Car l'origine du mal était censée située dans la tête

35 Velter (André) et Lamothe (Marie-José), *Les outils du corps*, Paris, 1984, p. 169

36 Velter (André) et Lamothe (Marie-José), *Les outils du corps*, Paris, 1984, p. 169

Les médecins français Yves Guerrier et Pierre Mounier-Kuhn nuancent toutefois cette pratique, qui ne serait pas du simple chef des charlatans : « On sait bien qu'il s'agissait d'un simulacre d'opération, l'opérateur, en principe, remettant à l'opéré une concrétion calcaire qu'il venait soi-disant de lui extraire de la tête. Mais quels étaient les motifs de cette mise en scène : la folie, les manies douces ou sévères, ou simplement des maux de tête ayant résisté aux remèdes courants de l'époque ; ou encore la survivance d'un rite d'exorcisme, comparable, toutes proportions gardées, aux trépanations *vraies* dont de si nombreux crânes préhistoriques nous apportent le témoignage ?[37] ».

L'otite

Le traitement de l'otite, pathologie particulièrement douloureuse, était aussi un terrain de prédilection des faux médecins. Le pharmacien français Joseph Kerharo (1909-1986) témoigne ainsi de la manière dont les charlatans traitaient l'otite à Dakar : « Le malade est placé à même le sol, en position assise ou accroupie, avec sur la tête un pagne et entre les jambes un récipient contenant de l'eau bouillante dont la vapeur s'exhale naturellement. Après avoir incliné la tête de son client dans une position favorable à l'intervention, le guérisseur entre immédiatement en action.

Il se contorsionne tel un acrobate, mène grand tapage en battant deux morceaux de ferraille l'un contre l'autre, hurle d'une voix de tête stridente des incantations, crache au niveau du pavillon de l'oreille d'où s'échappe alors un véritable chapelet de « vers » soigneusement recueillis et comptabilisés au vu de tous par un assistant.

Si lors du premier traitement on compte, par exemple, vingt vers et lors du deuxième, quarante-huit heures plus tard, seulement une quinzaine, la diminution progressive jusqu'à leur disparition complète sera leur signe de guérison. Le plus souvent, au cours de l'évolution de l'otite, le tympan s'étant spontanément

[37] Guerrier (Yves) et Mounier-Kuhn (Pierre), *Histoire des maladies de l'oreille, du nez et de la gorge*, Paris, Roger Dacosta, 1980, p. 270

perforé, la présence de pus et la disparition des douleurs affirmeront d'une façon irréfutable l'efficacité du traitement[38] ».

Ces pratiques existent aujourd'hui encore, et nous avons eu l'occasion d'assister à de tels spectacles dans des villages des environs de Saint Louis, au Sénégal. On y retrouve les éléments classiques de l'intervention du charlatan : l'action antiphlogistique[39] des vapeurs, l'environnement psychique intimidant, la diversion du malade et de l'assistance par le bruit, les contorsions témoignant d'un dialogue avec l'invisible, le crachat symbolisant le souffle vital, et pour finir l'action concrète et bien visible du traitement, au travers de la disparition de la douleur et de l'évacuation des « vers ». Un compère savamment placé dans l'assistance soulignait l'habileté du charlatan, avec quelques exclamations bien placées, immédiatement reprises par les autres présents. Un véritable folklore, bien monnayé.

La thérapie du charlatan dénote malgré tout une certaine connaissance médicale empirique : il sait par exemple que la douleur de l'otite s'estompe d'elle-même peu après la perforation du tympan. Le charlatan est surtout très habile, autant qu'un prestidigitateur : il dissimulait en réalité des graines de basilic[40] dans sa bouche, avant de les cracher dans l'oreille du patient. En ressortant dans la salive et le pus de l'oreille, les graines se redressaient, donnant l'aspect de larves de myiases vivantes[41].

La *grosse vérole*

Comme pour la plupart des autres pathologies, la grosse vérole[42] donne aux charlatans une occasion de s'imposer, en « remplissant le vide qu'avaient laissé les médecins désemparés.

---

[38] Guerrier (Yves) et Mounier-Kuhn (Pierre), *Histoire des maladies de l'oreille, du nez et de la gorge*, Paris, Roger Dacosta, 1980, pp. 6-7

[39] Censée combattre l'inflammation

[40] Les charlatans de Dakar emploient aujourd'hui encore *Ocinum canum*, une petite labiacée de la famille du basilic

[41] Diptères parasites du corps humain

[42] Syphilis, la « petite vérole » étant la variole

Devant cette maladie nouvelle et terrifiante, les charlatans ont sur les médecins un atout majeur : ils osent…[43] ».

En effet, un grand nombre d'individus ayant quelques connaissances plus ou moins médicales avaient profité des épidémies de syphilis dans l'Europe du XVIe siècle pour s'improviser « spécialistes de la grosse vérole curable ». Le fait même qu'ils distinguent entre une syphilis curable et une autre contre laquelle on ne peut rien, leur accorde un certain crédit auprès des malades. Déçus par les inutiles traitements du médecin, les vérolés, défigurés ou ayant perdu un œil, n'avaient plus rien à perdre et considéraient le charlatan comme la dernière chance de guérison.

Le médecin espagnol Gasparis Torrella[44] (1452-1520), qui connaissait bien la syphilis, méprisait ouvertement ces charlatans : « Comme ils ne savent rien, ils ne doutent de rien et promettent des merveilles ; à les entendre, vous croiriez qu'ils vont ressusciter des morts, et peu après votre espérance sera déçue, car une mort soudaine et inattendue enlève les patients ; bandits, assassins ou empoisonneurs, ces hommes tuent sans pitié leurs victimes[45] ».

Sans aller jusqu'à prendre la défense de ces pseudo-médecins opportunistes, nous ne pouvons que donner raison à l'historien français Claude Quetel, qui affirmait : « Mais la vindicte des médecins est impuissante à endiguer le flot des empiriques et des charlatans qui, après tout, leur ont montré la route, au demeurant semée d'embûches, du mercure. En outre, les chirurgiens-barbiers et même les médecins qui promettent aux pauvres vérolés une guérison rapide grâce à quelque remède secret ne sont-ils pas eux aussi des espèces de charlatans légaux ? On voit ainsi nombre d'entre eux s'établir à Paris dans le voisinage des

---

[43] Quetel (C.), « L'irruption de la syphilis en Europe à la fin du XVe siècle », in *Littérature Médecine Société n° 7, Épidémies-fléaux*, Nantes, Université de Nantes, 1985, p. 121

[44] Actif dans la cour des Borgia, il a été un spécialiste du *morbum gallicum*, autre nom de la syphilis

[45] Torrella (Gasparis), *Dialogus de dolore, cum tractatu de ulceribus in Rudendagra evenire solitis*, Rome, 1500

faubourgs Saint-Germain des Prés où s'est installé tant bien que mal le premier hôpital de vérolés[46] ».

Dans le monde arabe

Dans les sociétés arabo-musulmanes, les *dajjel*[47] proposaient également leurs services pour guérir les plus crédules. Particulièrement sollicités en temps de peste, ils se distinguaient toutefois par des procédés spécifiques, comme le souligne l'historien marocain Mohamed Melhaoui : « L'inefficacité des remèdes classiques contre le fléau a engendré d'autres pratiques plus proches de la superstition que de la pratique médicale ou de la simple consolidation spirituelle. Elles sont sans valeur thérapeutique[48] ».

Les charlatans, qui avaient souvent une réputation d'excellents mathématiciens, misaient sur la magie des chiffres et des lettres, auxquels ils attribuaient des pouvoirs curatifs magiques. Dans la *Muqaddima*, l'historien (sociologue ?) arabe Abderrahmane Ibn Khaldoun mentionne ces pratiques, qu'il réfute : « Il s'agit, grâce à la magie littérale, de donner aux âmes divines le pouvoir d'agir sur la nature à l'aide des beaux noms de Dieu[49] et de certains mots, à vertu divine, qui se composent de lettres renfermant les mystères qui se communiquent aux choses criées… La magie littérale se confond avec la magie numérique,

---

[46] Quetel (C.), « L'irruption de la syphilis en Europe à la fin du XVe siècle, in *Littérature Médecine Société n° 7, Épidémies-fléaux*, Nantes, Université de Nantes, 1985, p. 121

[47] دجال, Charlatan en arabe

[48] Méchoui (Mohamed), *Peste, contagion et martyre. Histoire du fléau en Occident musulman médiéval*, Paris, Publisud, 2005, p. 151

[49] 99 noms permettaient de désigner Dieu, le centième étant inconnu. Les mots *al Muhyi*, celui qui génère la vie et *al Mumit*, celui qui donne la mort, étaient particulièrement employés par les charlatans. Ils les transcrivaient sur des formes carrées. Pour plus de détail, voir Dols (M. W.), « The black death in the Middle East », in *The Journal of Interdisciplinary History* Volume 8, n° 4, Massachusetts, MIT, 1978, pp. 769-771

puisqu'il y a un rapport entre les lettres et leurs valeurs numériques[50] ».

Tout aussi inefficaces que les charlatans occidentaux, les pseudo-médecins arabes avaient toutefois ceci de particulier qu'ils ne pouvaient aggraver l'état clinique de leurs patients, puisque leur art se limitait à de mystérieuses psalmodies, renforcées par l'usage de talismans.

Le grand flou du XIXe siècle

Le XIXe siècle est considéré comme une période de grandes avancées médicales. C'est aussi l'âge d'or des charlatans, non pas par leur multiplication, mais du fait d'une longue période de flou juridique, qui va leur faire bénéficier d'une certaine légitimité d'action. Le chirurgien français Yves Léon écrit à ce propos : « Le XIXe siècle présente une période intéressante pour l'étude du problème de l'exercice illégal des arts de guérir, par l'opposition entre l'extraordinaire développement des sciences, notamment médicales, et le grand flou qu'a laissé le législateur sur les compétences requises pour l'application de thérapeutiques modernes. Peut-on reprocher à un pauvre malade d'hésiter sur celui qu'il doit consulter ? Qui choisir, entre un praticien diplômé quand celui-ci existe, et une personne dont la rumeur veut qu'elle soit compétente ?[51] ».

Au lendemain de la Révolution, une série de lois va ainsi quasiment légitimer l'action des charlatans en France. Citons notamment la Loi d'Allarde, datée des 2 et 17 mars 1791, qui avait instauré la liberté d'exercer tout métier sous réserve de payer une patente, tout en supprimant les maîtrises et les jurandes[52], suivie par la Loi Le Chapelier du 14 juin 1791 qui

---

[50] Pour plus de détail, voir Monteil (Vincent), *Ibn Khaldoun, Abd al Rahman ibn Muhammad, Discours sur l'histoire universelle*, Commission libanaise pour la traduction des chefs-d'œuvre, Arles, Actes Sud, 1997, p. 1104

[51] Léon (Y.), « Exercice illégal de la médecine en Ille-et-Vilaine au XIXe siècle », in *Actes. Société française d'histoire de l'art dentaire*, Paris, 1995, p. 17

[52] Sous l'Ancien Régime, corps de métier constitué par le serment mutuel que se prêtaient, chaque année les maîtres : serment d'observer

supprime toute forme d'association professionnelle, et bien sûr le catastrophique décret de la Convention d'août 1792, qui supprime les facultés de médecine.

Cette dernière décision, a priori rétrograde, peut en réalité être vue comme une réponse de la Constituante aux nombreuses doléances des citoyens qui se plaignaient, depuis 1789, de l'incapacité professionnelle des facultés de médecine, et surtout de l'ignorance généralisée du corps médical.

La loi du 19 ventôse de l'an XI va même régulariser la situation de nombreux charlatans, puisque l'article 23 du texte énonce que, sur attestation d'un maire et de deux notables d'une ville, tout citoyen exerçant prétendument la médecine peut obtenir un certificat lui tenant lieu de diplôme d'officier de santé. Les corporations volent en éclat, permettant ainsi à tous ceux qui le souhaitent, compétents ou non, d'exercer une forme ou une autre de médecine. Finalement, la démocratisation de la société française aura eu comme effet de tirer vers le bas la médecine en France.

Le littérateur français Antoine Caillot[53] (1759-1839) présente un univers favorable au charlatanisme en cette fin de XVIIIe siècle : « Cette irruption soudaine de carabins[54], de fraters[55], de majors, décorés du beau nom d'*officier de santé*, donna naissance à une infinité de nouveaux remèdes dont l'annonce couvrit bientôt les murs de la capitale. Alors parurent les élixirs, les opiats[56], les sirops, les juleps[57], les pastilles, les pilules, les grains de santé du docteur Franck[58], les purgatifs et autres médicaments

---

les règlements, d'instaurer la solidarité, d'obéir à une morale professionnelle,...

[53] Arrêté sous la Terreur, il n'échappe à la guillotine que grâce à une heureuse confusion de noms

[54] À l'origine soldat armé d'une carabine, le terme désigne ici un étudiant en médecine

[55] Moine

[56] Remède contenant de l'opium

[57] Préparation liquide, sucrée et aromatisée, servant de base aux potions

[58] La formule des *Véritables Grains de Santé du Dr Franck* fut établie à la fin du XVIIIe siècle par le docteur Rouvière. Fabriqués à base d'aloès, de gomme gutte et de fiel de bœuf, ils seraient efficace contre

imaginés par des charlatans, élaborés et vendus par des pharmaciens complaisants[59] ».

À l'heure où la Révolution gronde en France, l'état de la médecine rurale est encore plus alarmant. En témoigne cet extrait du cahier de la paroisse de La Roë, dans la Loire : « Combien meurent entre les bras de nos chirurgiens qui, sachant à peine saigner, sans aucune connaissance des principes de la médecine, administrent des remèdes au hasard, dont ils prennent les formules dans des livres qu'ils ne sont pas en état d'entendre. C'est un fléau d'autant plus destructeur qu'il tombe particulièrement sur ceux qui n'ont pas la faculté d'appeler des médecins instruits ».

À cette faune rurale de chirurgiens de campagnes, se mêle un nombre impressionnant d'empiriques exerçant en infraction. À la fois médecins, chirurgiens et apothicaires, sans être vraiment rien de tout cela, ils se spécialisent tout de même dans des actes précis. La manière dont on les désigne donne nous d'ailleurs une idée d'une certaine expérience acquise sur le tas : bailleurs[60], bailleuls[61], renoueurs[62], remetteurs, rebouteurs, adoubeurs[63], toucheurs[64], rhabilleurs[65], jugeurs d'eau[66], châtreurs[67], panseurs, pansoux[68],…

---

la constipation. Ce médicament est le précurseur de l'opothérapie, qui consiste à soigner en employant des cellules d'origine animale

[59] Caillot (Antoine), *Mémoire pour servir à l'histoire des mœurs et usages des Français depuis les plus hautes conditions jusqu'aux classes inférieures de la société*, Dauvin, 1827

[60] Au sens de *bailleur de bourdes*, pour désigner quelqu'un qui a l'habitude de dire des choses fausses

[61] Sorte de rebouteur, qui remet les membres démis et réduit les luxations et les fractures

[62] Qui remet les luxations, les fractures et les entorses

[63] Les paysans imaginaient la transmission d'une sorte de flux guérisseur entre les corps de l'adoubeur et de l'adoubé

[64] Qui prétend guérir par de simples attouchements

[65] Savoyard qui raccommode les bûcherons déboîtés

[66] Mireurs d'urine

[67] Spécialistes des hernies et des ablations de testicules

[68] Lebrun (François), *Se soigner autrefois. Médecins, saints et sorciers aux XVIIème et XVIIIe siècles*, Paris, Temps actuels, 1983, p. 98

La maîtrise d'un geste ou la connaissance de quelque composition ancestrale suffit souvent à perpétuer des lignées de « médecins du peuple[69] » – car c'est ainsi que le philosophefrançais des Lumières Louis-Sébastien Mercier désignait les empiriques dans son *Tableau de Paris* – dont le rôle est loin d'être négligeable dans les campagnes misérables du XVIIIe siècle.

Un mémoire datant de 1788 indique même que certains auraient migré de l'art vétérinaire vers une médecine approximative : « Les charlatans qui se sont établis dans presque tous les cantons de la province sont des paysans qui après avoir joué le rôle de médecins avec les bestiaux se persuadent que la différence n'étant pas infinie, ils peuvent aussi traiter les hommes ; les purgatifs, les topiques[70] violents dont ils font usage nous enlèvent tous les jours grand nombre de bons laboureurs, de pères de famille, et ces pertes déplorables ne guérissent pas la crédulité de ceux qui leur survivent[71] ». La migration de l'art vétérinaire vers la médecine ou la chirurgie concerne plus spécifiquement les spécialités consistant à remettre des membres en place – l'orthopédie dirions-nous aujourd'hui.

L'historien français Pierre-Victor Renouard (1798-1888) témoigne de la situation chaotique de la médecine au lendemain de la Révolution, même dans les grandes villes : « Depuis le décret du 18 août 1792, qui a supprimé les universités, les facultés et les corporations savantes, il n'y a plus de réceptions régulières de médecins ni de chirurgiens. L'anarchie la plus complète a pris la place de l'ancienne organisation. Ceux qui ont appris leur art se trouvent confondus avec ceux qui n'en ont pas la moindre notion.

---

[69] Louis-Sébastien (Mercier), *Tableau de Paris*, Neuchâtel, Samuel Fauche, 1781

[70] Médicament à usage local, dont le principe actif n'a pas vocation à passer dans le système circulatoire

[71] Lebrun (François), *Se soigner autrefois. Médecins, saints et sorciers aux XVIIème et XVIIIe siècles*, Paris, Temps actuels, 1983, p. 99

La vie des citoyens est entre les mains d'hommes avides autant qu'ignorants : l'empirisme le plus dangereux, le charlatanisme le plus éhonté, abusent partout de la crédulité et de la bonne foi. Aucune preuve de savoir et d'habileté n'est exigée ; les campagnes et les villes sont également infestées de charlatans qui distribuent les poisons et la mort avec une audace que les anciennes lois ne peuvent plus réprimer.

Les pratiques les plus meurtrières ont pris la place des principes de l'art et des accouchements. Des rebouteurs et des mèges[72] imprudents abusent du titre d'officiers de santé pour couvrir leur ignorance et leur avidité. Jamais la foule des remèdes secrets, toujours si dangereux, n'avait été aussi nombreuse que depuis l'époque de la suppression des facultés de médecine[73] ».

Le charlatan des temps modernes

En médecine, le charlatanisme peut être défini comme la fraude et le mensonge érigés en système pour exploiter la crédulité publique en ce qui concerne le sentiment de la conservation individuelle. Par extension donc, le médecin moderne peut être, malgré ses diplômes et son titre, un charlatan. Un mauvais médecin. Aujourd'hui, on traite de charlatan un médecin diplômé, efficace, reconnu par ses pairs et inscrit à l'ordre des médecins, mais qui aura proposé un remède sans effet, ou qui demande à être payé pour une visite de contrôle au même titre qu'une consultation.

Le charlatanisme médical moderne est donc totalement dissocié de l'expertise, du diplôme. Au contraire, on a tendance aujourd'hui à traiter de charlatan un médecin, généralement un spécialiste, victime de son succès. À Tunis – mais c'est aussi vrai dans toutes les grandes villes du monde – les mandarins de la cardiologie ou de l'ophtalmologie, qui ont amassé des fortunes, se détachent de plus en plus de leurs patients, au point de sous-traiter leurs consultations auprès d'autres médecins.

---

[72] Médecin charlatan

[73] Renouard (Pierre-Victor), *Histoire de la médecine depuis son origine jusqu'au XIXe siècle*, tome I, Paris, J.-B. Baillière, 1846

De véritables chaînes organisées se mettent ainsi en place en amont du cabinet médical, et le patient est finalement étonné de se voir ausculté par un médecin autre que celui qu'il vient consulter. Par ailleurs, la concentration de gros capitaux entre les mains du médecin finit par le détourner de son métier, le poussant vers le monde du business. C'est donc plutôt « en fin de cycle » que l'on devient charlatan dans la médecine moderne.

Un cycle qui n'est pas sans rappeler celui d'Abderrahmane Ibn Khaldoun, centré autour du concept de démocratie. En effet, en observant les grandeurs et décadences des dynasties du passé, Ibn Khaldoun avait défini un cycle politique, composé de cinq grandes étapes[74]. Elles s'appliquent parfaitement à la carrière d'un médecin privé : le jeune médecin, fraîchement diplômé, commence par s'installer, en ouvrant un cabinet. Inconnu sur la place, il lui faut plusieurs longues années pour se faire un nom.

Devenu célèbre et ayant noué des réseaux avec des confrères et des cliniques, il connaît gloire et fortune. Nous sommes alors dans la quatrième étape caractéristique de la pensée d'Ibn Khaldoun : la satisfaction et le luxe poussent le médecin dans la voie de la passivité, la paresse. Certes, il continue à guérir ses patients, mais il ne cherche plus de nouvelles thérapies. Il s'endort sur ses lauriers.

Dans la cinquième et dernière étape, le médecin, qui a accumulé de grands capitaux, verse dans le monde des affaires. Il achète des parts dans une clinique, une usine pharmaceutique, un hôtel, une banque. Il s'entoure de jeunes médecins courtisans et leur confie des tâches au-dessus de leurs compétences. Il prend ses distances avec les patients, leur limitant son accès. Ces derniers commencent alors à ressentir de la frustration envers ce qu'ils considèrent désormais comme un charlatan, et finissent par s'orienter vers un médecin plus humble.

Certes, ce cycle ne concerne pas tous les médecins exerçant dans le privé. Nous avons toutefois eu l'occasion d'observer ce

---

[74] Abderrahmane Ibn Khaldoun, *Al Muqaddima (Discours sur l'histoire universelle)*, Beyrouth, Commission internationale pour la traduction des chefs d'œuvre, 1968

cycle dans de nombreux cabinets médicaux tunisiens, et notamment dans les spécialités pointues, telles que la chirurgie, la cardiologie, l'ophtalmologie. Les médecins de la santé publique, davantage orientés vers l'humanitaire, se contentent, quant à eux, d'une carrière de médecins aux pieds nus[75].

[75] Expression péjorative désignant les médecins de la santé publique, qui doivent se contenter d'un salaire de fonctionnaire. À l'origine, l'expression (*赤脚医生*) désignait les agriculteurs chinois de la jeune République Populaire de Chine qui recevaient une formation médicale et paramédicale sommaire (6 mois) avant d'exercer dans les villages reculés

Chapitre II
LE RAPPORT AU PATIENT

Il est indéniable que la médecine a bien évolué au cours des derniers millénaires. La nature du contact entre le médecin et son patient a elle aussi connu de profonds bouleversements. Le médecin français Georges Portmann (1890-1985) écrit à ce propos : « Pendant des siècles, l'intimité d'un dialogue entre eux [le médecin et son patient] permettait la recherche en commun d'un diagnostic, le médecin prenant à sa charge la maladie. La confiance de l'un pour l'autre était un des éléments majeurs de la réussite du dialogue et c'est en cela que la médecine était si profondément humaine. La thérapeutique en prenant maintenant le pas sur le diagnostic a éloigné le malade de son médecin qui n'est plus seul dans ce dialogue. C'est la disparition de la conception artisanale de la recherche et des soins médicaux[76] ».

De fait, c'est à une véritable industrialisation de la médecine que nous assistons aujourd'hui, le malade n'étant plus « Monsieur ou madame Untel », mais le dossier n° X. Plusieurs raisons sous-tendent cette déshumanisation des relations médecin/malade : d'abord, la question pécuniaire, le médecin étant souvent assimilé à un monstre assoiffé d'argent, considérant exclusivement le malade comme une source de revenus.

Mais ce n'est pas le seul déterminant : il faut y voir également l'explosion du nombre des patients, liée non pas à une augmentation des cas, mais plutôt à une vulgarisation de l'acte médical, qui s'est traduite par une multiplication des centres de soins privés et publics, avec à la clé une médicalisation généralisée. Si autrefois seuls les nantis se soignaient,

---

[76] Portmann (Georges), Préface de Guerrier Yves, Mounier-Kuhn Pierre, *Histoire des maladies de l'oreille, du nez et de la gorge*, Paris, Roger Dacosta, 1980, p. 15

aujourd'hui même les plus misérables disposent d'un semblant de couverture sanitaire. L'autre moteur de la détérioration des relations médecin/patient tient à l'ultra-spécialisation de la médecine. Mais commençons par la question de l'argent.

L'argent

« Les médecins sont des humanistes désintéressés », a-t-on coutume de dire. Le chirurgien français Guy de Chauliac (1298-1368) recommandait par exemple « Que le chirurgien soit précieux au malade, bienveillant à ses compagnons, sage en ses prédictions ; qu'il soit pitoyable, et miséricordieux, non extorsionnaire d'argent, mais qu'il reçoive salaire selon son travail, les facultés du malade, la qualité de l'issue et sa dignité[77] ». Mais tous les médecins n'entretenaient pas ce rapport suffisant à l'argent.

Les pharmaciens étaient également accusés de faire flamber les prix de certaines substances réputées préservatrices, voire même curatives, et notamment en temps d'épidémies. On leur reprochait même de proposer de soi-disant nouveaux remèdes fantaisistes, ou de remettre sur le marché des médicaments existants, en leur attribuant de nouveaux noms pompeux. Aux premiers jours de la Monarchie de juillet, l'épidémie de choléra-morbus qui frappe Paris entre 1830 et 1831 va susciter une abondante circulation de feuillets de « réclame », premières formes de publicité. Le prix du camphre[78] par exemple, passe en seulement quelques jours de 5 à 24 francs[79].

Dans les années 1830, le graveur français Honoré Daumier (1808-1879) avait même fait de ces pratiques le thème privilégié de ses caricatures. *Le médecin philanthrope* par exemple, mettait en scène un médecin donnant, certes une consultation gratuite, mais s'adressant à son malheureux patient en ces termes : « Je

---

[77] Velter (André) et Lamothe (Marie-José), *Les outils du corps*, Paris, Messidor, 1984, p. 110

[78] D'une efficacité douteuse, il sera à nouveau employé pour lutter contre la grippe asiatique en 1957–1958

[79] Bourdelais Patrice et Dodin André, *Visages du choléra*, Belin, Paris, 1987, p. 115

suis trop philanthrope pour faire payer mes consultations… Je les donne toutes gratuitement… De plus, je ne vous vendrai mon élixir que 15 francs le flacon… absolument ce qu'il me coûte[80] ». On retrouve ce thème dans la série des Robert Macaire[81], comme par exemple la gravure ci-dessous :

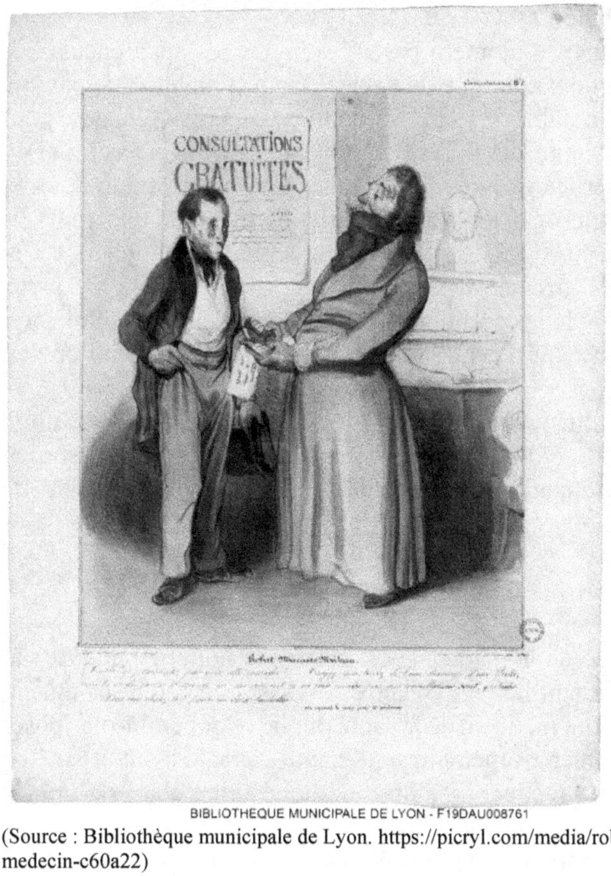

BIBLIOTHEQUE MUNICIPALE DE LYON - F19DAU008761

(Source : Bibliothèque municipale de Lyon. https://picryl.com/media/robert-macaire-medecin-c60a22)

Le chirurgien français Henri de Mondeville (1260-1320) était réputé pour avoir été le chirurgien de deux rois de France,

---

[80] Daumier (Honoré), *Le médecin philanthrope*

[81] Personnage imaginaire de bandit et d'affairiste sans scrupule, créé en 1832 par le dramaturge français Benjamin Antier

Philippe le Bel et Louis le Hutin. Il était également connu – et c'est moins en son honneur – pour sa hantise du gain. Il conseillait ainsi à ses confrères : « Il faut donc que le chirurgien songe à cinq choses : premièrement à son salaire ; deuxièmement à éviter ou atténuer les méchants propos ; troisièmement à opérer prudemment ; quatrièmement à la maladie ; cinquièmement à la force du malade…

Le chirurgien n'ajoutera pas foi à toutes les apparences. Les riches en effet ont coutume de venir le trouver en habit de pauvre, et s'ils sont en habit de riche, ils donnent de faux prétextes, pour diminuer le salaire du chirurgien. Quand ils trouvent celui-ci en train d'assister les pauvres, ils disent que la pitié est une fleur, et qu'un chirurgien est tenu de secourir les malheureux ; mais ils n'avouent jamais qu'ils sont également tenus de le faire… Je n'ai même jamais trouvé d'homme assez riche, ou plutôt assez honnête, de quelque condition que ce soit, religieuse ou autre, pour vouloir payer ce qu'il avait promis, sans y être forcé, ou qu'on l'en pressât[82] ».

Les médecins salernitains avaient même coutume de dire : « *Dum dolet, accipe, post curam medicus olet !*[83] ». On est bien loin des préoccupations de « qualité de l'issue » si chères à Guy de Chauliac.

Gagner sa vie aux dépens d'autrui

La pratique de la médecine est un métier comme un autre, un processus donnant lieu à l'échange d'un service contre paiement. Si le salaire d'un médecin de la santé publique ne semble pas poser de grands problèmes métaphysiques, en revanche la nature même des gains d'un médecin de libre pratique fait l'objet de grands débats. Et cela ne date pas d'hier.

Le médecin français Martin Winckler[84] reconnaît ainsi qu'« Un professionnel de santé doit gagner sa vie. Cependant, faire du soin

---

[82] Velter (André) et Lamothe (Marie-José), *Les outils du corps*, Paris, Messidor, 1984, p. 103

[83] « Prends tes honoraires pendant que le malade souffre, après ils ne seront plus pressés de payer ! »

[84] Pseudonyme de Marc Zaffran

sa profession soulève des questions morales importantes, mais rarement abordées dans les facultés de médecine. Il est en effet difficile de passer sous silence que si les soignants ont du travail, c'est parce que des gens souffrent. Jusqu'à quel point est-il acceptable que je gagne ma vie grâce à la souffrance des autres ? Œuvrer à soulager ces souffrances ne justifie pas, moralement, que je m'enrichisse aux dépens des premiers intéressés.

Quand mon salaire est fixé par un tiers, c'est simple : ce n'est pas le patient qui me rémunère ; je peux négocier un meilleur salaire sans qu'il soit lésé, voire sans qu'il en sache rien. Mais si je reçois directement mes honoraires de ceux que je soigne, et si la loi ne les protège pas, moi seul décide des sommes que je réclame en échange de mes soins – ou de mes services. Le problème se complique encore quand on sait qu'aux yeux de tout le monde ou presque, ce qui est cher semble toujours avoir plus de valeur que ce qui est bon marché – ou semble gratuit.

Quand le médecin généraliste d'un quartier populaire d'une ville française touche pour chaque consultation une somme forfaitaire ridicule, tandis que le spécialiste d'un quartier huppé demande et obtient trois ou quatre fois la même somme, le sentiment immédiat est que les soins du second ont plus de valeur que ceux du premier ?[85] ». De quoi alimenter la sempiternelle mise en comparaison entre le médecin de la santé publique modeste et humaniste, et le médecin privé riche et intéressé.

La vulgarisation de l'acte médical

Dans les sociétés modernes, au Nord et au Sud, quasiment tout le monde a recours au médecin. L'accouchement, généralement bien documenté, constitue un exemple frappant. Il n'y a pas si longtemps, il était tout à fait normal qu'une femme accouche à la maison. Nous avons nous-mêmes vu le jour dans le domicile parental. C'est aujourd'hui impensable, même dans les campagnes les plus reculées[86].

---

[85] Zaffran (Marc), *Le patient et le médecin*, Montréal, Presses de l'Université de Montréal, 2014, p. 79

[86] Nous avions été mandaté il y a quelques années par les Nations Unies pour mener une mission d'éradication des quelques accouchements à

C'est une bonne chose, certes. Il suffit de voir la manière dont la mortalité maternelle et infantile a chuté dans la plupart des pays les plus pauvres. Toutefois, il s'en est suivi une surconsommation des services médicaux. Or, une forte pression démographique exercée par les patients sur le personnel médical et paramédical n'est pas sans risque.

Pour avoir une idée des conséquences des pressions exercées sur les institutions sanitaires à Tunis, nous avions interrogé des médecins-chefs de service à l'hôpital Charles Nicolle[87], et nous avons appris avec stupeur que le nombre moyen des visites effectuées par chaque médecin était actuellement d'environ 45 par jour[88], alors que la norme préconisée par l'OMS se situe autour de 25 visites quotidiennes. Un tel taux de dépassement de 80 % ne peut qu'avoir de graves répercussions sur la qualité des prestations offertes[89].

Ainsi, dans l'état actuel des choses, une visite se déroule en environ 6 minutes, alors qu'elle nécessite un minimum de 12 minutes pour laisser le temps au praticien d'effectuer tous les tests médicaux du protocole, ainsi que l'interrogatoire permettant de connaître l'histoire de la maladie. Il en découle une baisse de la concentration du médecin, une fatigue physique et intellectuelle, mais également, à long terme, un dégoût pour la profession, voire même un comportement agressif vis-à-vis des patients.

Cette pression ne s'exerce pas uniquement sur les médecins et les infirmiers, mais également sur le personnel administratif chargé de l'accueil et de l'orientation des patients. Une hôtesse d'accueil travaillant à l'hôpital de la Rabta à Tunis nous avait avoué voir défiler devant elle, quotidiennement et d'une manière

---

domicile qui s'effectuaient encore dans certaines poches de pauvreté rurale à Sidi Bouzid et à Gafsa, dans le centre de la Tunisie. Cela avait été l'occasion de constater que, même dans les foyers misérables du *bled*, les femmes accouchent à l'hôpital

[87] Principal hôpital à Tunis

[88] Il s'agit en fait de séances matinales de 5 heures

[89] Bouhdiba (S.), « Espace public, espace privé : la dichotomie hôpital public/clinique privée dans le système de santé tunisien », in *Actes du colloque « Les espaces publics au Maghreb »*, Oran, Centre de recherche en anthropologie sociale et culturelle, Décembre 2013

quasi ininterrompue, 600 personnes en environ 5 heures, soit un rythme inouï de 2 malades par minute. Au total, 2500 visiteurs arpentent quotidiennement une superficie de 3800 m^2.

Cela nous laisse imaginer l'énorme pression exercée sur le personnel hospitalier, ainsi que les excès pouvant avoir lieu de part et d'autre. La qualité des prestations médicales et paramédicales, telles que les analyses et les radiographies, s'en ressent également. Nous avons observé de visu des scènes de violence verbale, mais également - et cela dénote la gravité de la situation - physique dans de nombreux services d'accueil. Les mêmes scenarii se reproduisent dans tous les hôpitaux publics du monde.

L'autre raison de cet éloignement entre le malade et son médecin tient à l'hyperspécialisation de l'acte médical.

La spécialisation du médecin

Le fossé entre le médecin et son patient a été élargi par la spécialisation sans précédent du médecin, qui n'est plus le seul vis-à-vis du patient. C'est bien ce que regrette Georges Portmann : « Le médecin moderne est obligé d'avoir recours à d'autres que lui-même, spécialistes médecins ou même non-médecins, et l'acte médical n'est plus aussi simple que jadis. Il réclame aujourd'hui de nombreux examens complémentaires, des dosages chimiques, des enregistrements graphiques.

La nécessité, dans bien des cas, d'une observation attentive et de recherches de laboratoire multiples, exige de plus en plus un séjour dans une clinique ou un hôpital. Il en est de même pour beaucoup d'investigations qui ne peuvent plus être envisagées à domicile. Et l'on assiste à une sorte d'évolution communautaire de la médecine qui accompagne la même évolution sur le plan social[90] ». Avec la multiplication des intervenants, le dialogue ne peut plus s'instaurer, et les rapports médecins/patient deviennent naturellement moins humains.

---

[90] Portmann (Georges), Préface de Guerrier (Yves), Mounier-Kuhn Pierre, *Histoire des maladies de l'oreille, du nez et de la gorge*, Paris, Roger Dacosta, 1980, p. 15

Le mensonge thérapeutique

Dans ce dialogue parfois improbable entre le praticien omniscient et le malade inquiet, le médecin doit-il tout dire au patient ? Oui, devrait-on répondre, si on considère que l'asymétrie de l'information va à l'encontre de l'éthique. Mais la réponse n'est pas si simple. Il s'agit de comparer les bienfaits du mensonge – car les mots ont une répercussion considérable sur le psychisme du patient, et indirectement sur ses chances de guérison – au droit du malade à la vérité.

Le débat sur le mensonge thérapeutique est ancien, et remonte à l'antiquité. Dans *La République*, Platon juge par exemple que « Si le mensonge est utile aux hommes à la manière d'un médicament, il est évident que l'emploi d'un tel médicament doit être réservé aux médecins[91]. Dans la continuité de la médecine grecque, à Rome on considérait que le médecin devait être capable de cacher la vérité, usant d'un « mensonge thérapeutique » utile au malade. Autrement dit, le médecin devait promettre de le guérir, même s'il était incurable[92].

Le premier évêque de Poitiers, Saint Hilaire (315-367) estimait quant à lui le mensonge médical nécessaire « pour rassurer un malade sur sa guérison », tandis que l'archevêque de Constantinople, Saint Jean Chrysostome[93] (347-407) jugeait le « pieux mensonge » comme bénéfique, pourvu qu'il soit utilisé avec discernement[94]. Même Saint Augustin, qui d'ordinaire

---

[91] Hœrni (B.), « Les droits des patients. Quelques repères historiques sur l'évolution de leur information fondatrice de leur liberté, in *Actes*, Bordeaux, Académie des Sciences, Belles-Lettres et Arts, 2002, 27, pp. 113-24

[92] Gourevitch (Danielle), *Le triangle hippocratique dans le monde gréco-romain. Le malade, sa maladie et son médecin, Rome,* École Française de Rome, 1984

[93] Son éloquence lui a valu ce surnom de *χρυσόστομος*, bouche d'or. Elle l'aura également conduit à la mort en exil

[94] Grmek (Mirko Dražen), *Le pieux mensonge du médecin et le droit du malade à la vérité*, Concours médical, 1964

condamne le mensonge, semble accepter de tels écarts en médecine[95].

Certains théologiens chrétiens rejetaient toutefois le mensonge thérapeutique, car fondamentalement contraire à la morale, comme tout mensonge. L'archevêque de Florence Antonino Pierozzi de Forciglioni (1389-1459), plus connu sous le nom de saint Antonin de Florence, le considérait même comme un péché lorsque le malade est mourant, car l'approche de la mort doit être annoncée au croyant pour lui permettre de s'y préparer en accomplissant ses derniers devoirs religieux, et surtout de pouvoir se réconcilier avec Dieu.

En 1710, l'évêque de La Rochelle affirme ainsi que « L'Église a jugé qu'il était si important aux malades de donner leurs premiers soins à la guérison de leurs âmes, avant que de songer à guérir leurs corps, qu'elle ordonne aux médecins, quand ils jugent la maladie dangereuse, d'avertir les malades de se confesser au plus tôt, qu'autrement ils ne les visiteront plus[96] ». La déclaration royale du 9 mars 1712 défend même aux médecins d'effectuer plus de trois visites à un patient gravement malade si on ne lui présente pas un certificat du confesseur[97].

On retrouve une position similaire chez les musulmans, du fait de la nécessité de proférer la *wasiya* en Islam. Ce mot figure d'ailleurs à plusieurs reprises dans le *Coran*. Il s'agit du dernier entretien du mourant, encore conscient, avec les membres de sa famille, et durant lequel il transmet ses dernières volontés concernant ses propres funérailles, son testament, la façon dont il souhaite qu'on se souvienne de lui, et d'une manière générale tout ce qui a trait à son post-mortem.

Habib Chebbi écrit à ce propos : « C'est durant cette cérémonie [la wasiya] que le mourant lègue aux siens le sens de ce que fut son existence, structurant ainsi leur vie et son après-vie sur terre, prolongeant son influence sur les siens. La grande

---

[95] Hœrni (B.), « Vie et déclin du "mensonge médical" », in *Histoire des sciences médicales*, Tome XXXI X, n° 4, 2005, pp. 349-350

[96] *Ordonnances et règlements synodaux du diocèse de La Rochelle*, Paris, 1710, p. 318

[97] Lebrun (François), *Se soigner autrefois. Médecins, saints et sorciers aux XVII*[ème] *et XVIII*[e] *siècles*, Paris, Temps actuels, 1983, p. 17

épreuve pour le mourant serait d'être oublié des siens, abandonné. La solitude affective des derniers instants peut engendrer des souffrances morales tant au mourant qu'aux siens, qui n'ont pas pu lui assurer cet ultime confort[98] ».

La position des philosophes est plus nuancée, plus ambiguë aussi. En 1672 par exemple, le philosophe allemand Samuel Von Pufendorf (1632-1694) rappelle l'importance de ne pas mentir, tout en admettant que l'intérêt de l'Homme justifie parfois qu'on lui cache une part de vérité, et notamment « pour réconforter l'affligé, encourager l'inquiet, persuader le patient nauséeux de prendre son médicament[99] ». Le médecin allemand Friedrich Hoffmann (1660-1742) valide cette position, allant même jusqu'à recommander de tromper le malade sur la nature du médicament, l'essentiel étant de le lui faire avaler[100].

En 1755, le philosophe britannique Francis Hutcheson avoue, dans son *Système de philosophie morale*, qu'il a « horreur de la moindre apparence de tromperie, en parole ou en action », mais admet une exception : en médecine, il n'y a pas lieu de faire du bien dont sortirait un mal : « Personne ne critique un médecin pour tromper un malade trop abattu en lui disant qu'il a bon espoir à son sujet ou en niant que le traitement a de sérieux inconvénients[101] ».

L'ensemble de ces points de vue, légitimant le mensonge thérapeutique, finira par être consigné en 1803 par le médecin britannique Thomas Percival (1740-1804) dans le *Manuel d'éthique médicale.* Comme ses confrères, Percival regrette que le réconfort du malade passe par des mensonges : « La vérité et la conscience interdisent au Médecin d'encourager [le patient] en lui faisant des promesses ou en suscitant des attentes qui sont connues

---

[98] Chebbi (H.), « Mort et wasiya dans le Conte des mille et une nuits », in *Revue ATP* n° 110, Tunis, 1990, p. 17

[99] Percival (Thomas), *Medical ethics ; ora code of institutes or precepts, adapted to the professional conduct of physicians and surgeons*, Oxford, Parker, 1849

[100] Meunier, « La "Politique du médecin" de Frédéric Hoffmann », in *Bulletin de la Société Française d'Histoire de la Médecine*, 1902,1, pp. 192-213

[101] Percival (Thomas), *Medical ethics ; ora code of institutes or precepts, adapted to the professional conduct of physicians and surgeons*, Oxford, Parker, 1849

ou orientées comme trompeuses[102] ». Le mensonge médical finit donc par être officialisé, puisque le manuel de Percival va inspirer le premier Code d'éthique publié dès 1847 par l'American Medical Association[103] (AMA).

Plus près de nous, l'article 35 du *Code de déontologie médical* français précise que « Le médecin doit à la personne qu'il examine, qu'il soigne ou qu'il conseille, une information loyale, claire et appropriée sur son état, les investigations et les soins qu'il lui propose. Tout au long de la maladie, il tient compte de la personnalité du patient dans ses explications et veille à leur compréhension.

Toutefois, dans l'intérêt du malade et pour des raisons légitimes que le praticien apprécie en conscience, un malade peut être tenu dans l'ignorance d'un diagnostic ou d'un pronostic graves, sauf dans les cas où l'affection dont il est atteint expose les tiers à un risque de contamination. Un pronostic fatal ne doit être révélé qu'avec circonspection, mais les proches doivent en être prévenus, sauf exception ou si le malade a préalablement interdit cette révélation ou désigné les tiers auxquels elle doit être faite[104] ».

Aujourd'hui toutefois, la question du mensonge médical ne fait plus consensus, et fait encore l'objet de grands débats. Mentir au patient est considéré comme un abus de confiance, ce qui fait notamment obstacle à la mise en place de soins palliatifs. Par ailleurs, mentir au malade revient à l'isoler socialement, car il faudra l'empêcher de communiquer avec ses proches qui eux connaissent la vérité. Et puis, en légitimant le mensonge on ne ferait finalement que valider un comportement inacceptable du médecin. Car il pourrait mentir sur les types de traitement requis, pour gonfler sa note par exemple.

---

[102] Percival (Thomas), *Medical ethics ; ora code of institutes or precepts, adapted to the professional conduct of physicians and surgeons*, Oxford, Parker, 1849

[103] Fondée le 5 mai 1847, l'AMA a pour mission de promouvoir la médecine afin d'améliorer la santé publique, de développer l'intérêt pour le corps médical et leurs patients, d'effectuer du lobbying auprès des institutions législatives en vue d'adopter des textes favorables aux médecins et aux patients

[104] République française, *Code de Déontologie*, Article 35

Chapitre III
L'ERREUR MÉDICALE

Aujourd'hui encore, la définition de l'erreur médicale est loin de faire consensus. Une erreur est commise « Lorsque quelqu'un fait mal en essayant de faire bien », nous dit William Runciman, spécialiste australien de la sécurité du patient. Plus spécifiquement, la définition officielle fournie par l'Organisation mondiale de la santé (OMS) est « tout évènement fortuit survenant dans le circuit de la fabrication à l'administration du médicament ou au cours de tout acte de soins ».

Il est alors évident que l'erreur médicale fait partie intégrante de la profession du praticien, et est de ce seul fait inévitable. Saint Augustin (354-430) avance une explication simple : « Beaucoup de malades, après avoir supporté d'horribles souffrances sous le fer des médecins, meurent ou bien entre les mains de ces mêmes médecins, ou bien, à peine guéris, succombent à quelque autre mal qui leur survient... Quelquefois le médecin se trompe en promettant au malade la santé du corps. Pourquoi se trompe-t-il ? Parce qu'il n'a pas créé ce corps qu'il soigne[105] ».

Parfois même, l'erreur est plus ou moins voulue, comme l'avoue l'alchimiste et médecin du XVIe Zénon Ligre : « J'ai tué certains de mes malades par un excès d'audace qui en a guéri d'autres. Mais leur rechute ou leur mieux m'importaient surtout en tant que confirmation d'un pronostic ou preuve de la bonté d'une méthode[106] ». Pour Zénon donc, l'erreur médicale est « un moyen de nourrir sa connaissance médicale empirique, le malade restant un anonyme objet d'expérience plus ou moins chanceux[107] ».

---

[105] Saint Augustin, *Discours sur le Psaume 102*, in *Œuvres complètes*, tome XIV, Paris, Péronne, 1873, pp. 230-231

[106] Yourcenar (Margueritte), *L'œuvre au noir*, Paros, Gallimard, 1968

[107] Fayet (Agnès), *La représentation de la maladie dans l'œuvre au noir de Marguerite Yourcenar*, p. 31

Retenons également que l'erreur médicale peut être considérée comme une cause de décès indirecte : elle représente par exemple, au gré des années, entre la quatrième et la huitième cause de décès évitables aux États-Unis[108].

Gardons-nous toutefois de faire l'amalgame entre l'erreur médicale, celle commise par le médecin, et les croyances liées à l'état de la médecine, ce que le médecin et philosophe français François Dagognet (1924-2015) qualifiait « d'anciennes erreurs » : « Nous laissons de côté les anciennes erreurs, aussi bien celles qui touchent au diagnostic que celles qui portent sur le traitement. Qui a pu croire que la tête de vipère devait entrer dans une préparation parce que l'animal en question se régénère et donc pourrait transférer cette propriété au corps affaibli du malade ? De même, qui a pu s'arrêter à nombre de fièvres (purulente, ecchymotique, récurrente, quarte, tierce, intermittente), d'où la confusion entre la maladie même et l'un de ses signes ?[109] ». C'est donc l'erreur individuelle, commise par le médecin, que nous nous proposons d'examiner ici, dans une perspective historique.

Éviter les cas difficiles

L'Ayurveda[110] est une forme de médecine traditionnelle non conventionnelle originaire de l'Inde, mais qui est également pratiquée dans d'autres parties du monde, parfois même en occident, où elle revêt toutefois un caractère exotique. Les origines de cette médecine remonteraient au IIe millénaire av. J.-C.

L'Ayurveda recommandait déjà d'éviter de soigner les cas les plus difficiles, mais également les hommes infâmes : « Tu ne

---

108 Institute of Medicine (IOM). On estime le nombre annuel des décès liés à une erreur médicale entre 44000 et 88000. Ces chiffres doivent toutefois être pris avec précaution

109 Dagognet (F.), « Erreur », in Lecourt (Dominique), *Dictionnaire de la pensée médicale*, Paris, Presses Universitaires de France, 2004, p. 439

110 आयुर्वेद, science de la vie, du sanskrit *āyus* (vie) et *veda* (science)

guériras ni les chasseurs, ni les oiseleurs[111], ni les criminels, ni les gens convaincus d'actions infamantes… Celui qui a une somnolence, ou qui ne peut pas dormir, ou qui délire ou parle sans cesse, doit être abandonné du médecin. L'odeur naturelle des plaies est celle de l'huile de lin et un peu de la chair crue ; toute autre odeur est anormale.

Les plaies sentant le chien, le cheval, la souris, le corbeau, la terre fraîchement remuée, sont de mauvaise nature. Les ulcères qui ont la couleur du safran ne cicatrisent pas ; que le médecin évite de les soigner ! Les plaies qui murmurent et crépitent, qui affectent la forme de temples, qui sont comme pulvérulentes, qui s'accompagnent d'accidents du côté de la respiration, que le médecin, jaloux de sa réputation, s'en détourne avec soin ![112] ».

Hippocrate était tout aussi prudent. Dans ses traités *Les plaies de la tête* et *Le pronostic*, il recommandait vivement au médecin de commencer, avant même de toucher le malade, par observer les signes visibles à distance, en vue d'établir un pronostic préalable. Sur la base de ce pronostic, le médecin pouvait alors prendre la décision de ne pas soigner le malade s'il le jugeait incurable.

Lorsqu'on lui reproche d'exercer un art qui n'est finalement pas une science, puisqu'il ne soigne pas toutes les maladies sans distinction, Hippocrate répond à ses détracteurs : « Exiger que l'art ait de la puissance dans les domaines qui ne relèvent pas de l'art, ou la nature dans des domaines qui ne relèvent pas de la nature, c'est être ignorant d'une ignorance qui tient plus de la folie que de l'absence de savoir… Je vais définir ce qu'est selon moi la médecine. C'est délivrer complètement les malades de leurs souffrances ou émousser la violence des maladies[113] ».

---

[111] Les Hindous croyaient en la transmigration des âmes, d'où cette répulsion envers les meurtres d'animaux. Contrairement aux autres civilisations, les chirurgiens s'exerçaient d'ailleurs sur des plantes, les nervures des feuilles faisant par exemple office de veines. Malgré cette faille au niveau de l'anatomie, les chirurgiens hindous étaient réputés habiles

[112] Pigaillem (Henri), *Au chevet de l'histoire. Dictionnaire historique de la médecine*, Paris, Télémaque, 2015, pp. 22-23

[113] Hippocrate, *L'Art*

Faut-il y voir, comme le soutient l'helléniste français Jacques Jouanna, « Une ancienne conception où l'interdiction de soigner pouvait s'expliquer par la croyance que le malade est condamné par la divinité ?[114] ». Ces conseils d'extrême prudence, un peu surprenants car ils limitent le champ d'action du médecin, n'étaient peut-être que destinés à protéger le praticien de l'erreur médicale. Une sorte de garde-fou, que l'on retrouvera plus tard au Moyen âge dans de nombreux ouvrages chirurgicaux. Le chirurgien italien Lanfranc de Milan (1250-1306) par exemple, conseillait à ses élèves : « *curas difficiles non diligat et de desperatis nullatenus se intromittat*[115] »

L'erreur médicale était plus particulièrement redoutée par les chirurgiens, car leur action directe sur les organes pouvait entraîner des séquelles, voir la mort brutale du patient entre leurs mains. Le chirurgien français Henri de Mondeville (1260-1320) écrivait ainsi : « L'erreur du chirurgien opérant, par exemple lorsqu'il incise une main ou un bras, apparaît de manière patente à tout observateur et il ne peut l'imputer à la nature ou à la vertu[116] ni s'en excuser ni en accuser un autre[117] ».

Il est vrai que les médecins médiévaux étaient artificiellement protégés du risque d'erreur médicale par la relative invisibilité des processus qui demeurent à l'intérieur du corps[118]. Le vieil aphorisme attribué à Galien servait d'ailleurs d'excuse au médecin, dès lors que sa thérapie ne produisait point l'effet escompté : « Tous ceux qui boivent cette potion guériront, à l'exception de ceux que le remède ne soulagera pas, et qui mourront. Par conséquent, il est évident que le médicament n'est

---

[114] Jouanna (Jacques), *Hippocrate*, Paris, Fayard, 1992, pp. 153-159

[115] « Qu'il ne s'attache pas aux cas difficiles et qu'il ne se mêle en aucune manière des cas désespérés » ; voir Lanfranc de Milan, *Ars completa totius cyrurgiae*, Venise, 1498, folio 166

[116] Au sens de « force vitale » du patient

[117] Pagel (Julius Léopold), *Die Chirurgie des Heinrich von Mondeville*, Berlin, Hirschwald, 1892, p. 79

[118] Jacquart (D.), « Le difficile pronostic de mort (XIVe-XVe siècles), in *Médiévales* 46, 2006, p. 2

sans effet que dans les cas incurables[119] ». Une logique implacable, sorte d'assurance contre le risque de tuer le patient.

Des erreurs médicales, pourquoi ?

Contrairement à d'autres phénomènes, il est difficile d'étudier l'évolution historique de l'erreur médicale, car les chiffres restent incertains. En effet, comme le souligne le médecin français Éric Galam, « Beaucoup d'erreurs sont méconnues, soit qu'elles n'aient pas été suivies de conséquences, soit que ces dernières n'aient pas été attribuées à un dysfonctionnement. D'autres sont connues plus ou moins confusément par celui qui les a commises ou subies, mais il les enfouit au fond de lui, ou il s'en souvient mais n'en parle pas préférant, à la rigueur, évoquer des histoires très anciennes ou qui se sont bien terminées. Car l'erreur reste un sujet douloureux dont on ne parle pas, ne serait-ce que parce qu'il n'est jamais tout à fait exempt d'éventuelles répercussions juridiques ou tout simplement morales avec leurs cortèges de tracasseries et de culpabilité[120] ».

Nous avons eu l'occasion, à maintes reprises, de collaborer avec l'OMS. Cela nous a amené à être le témoin, sur des terrains particulièrement difficiles, d'erreurs commises par des personnels de santé. Le plus souvent, les victimes étaient quasiment condamnées, car extrêmement vulnérables – prisonniers, victimes de tortures, femmes violées, enfants abandonnés… – mais là n'est pas la question. Il s'agissait surtout de comprendre pourquoi un médecin pouvait accomplir une faute.

En réalité, de nombreux facteurs agissent en synergie pour conduire un médecin à commettre une erreur, dont l'issue peut être fatale pour le patient. Il y a d'abord les circonstances dans lesquelles l'acte médical est réalisé. Souvent, les contraintes liées au temps peuvent inciter le praticien à prendre des raccourcis dangereux qu'il ne devrait pas prendre. Par exemple, en dé-

---

119 Silverman (William Aaron), *Human experimentation: a human guide into the unknown*, Oxford, Oxford University Press, 1985

120 Galam (E.), « L'erreur médicale », in *La revue du praticien. Médecine générale*, Tome 17, n° 626, 13

barquant d'un hélicoptère, un médecin infiltré dans une zone de guerre n'aura pas forcément le temps de se désinfecter les mains correctement. De même, dans le feu de l'action, un pharmacien n'aura pas l'opportunité de prodiguer les conseils appropriés concernant la prise d'un médicament. Il faudra alors composer avec les effets secondaires.

Les équipes médicales improvisées, qui se forment à l'occasion d'un événement inattendu, comme un arrêt cardiaque, une catastrophe naturelle, une attaque terroriste ou une urgence obstétrique, vont se trouver confrontées à une divergence d'avis, véritable cacophonie qui n'augure rien de bon. Nous avons eu l'occasion de souligner *supra* les drames causés par les interminables consultations entre confrères. Dans les équipes médicales multinationales, des erreurs de communication peuvent de surcroît être causées par des facteurs linguistiques, culturels, voire religieux.

Une consigne correcte des détails relatifs au patient, dans son dossier médical n'est pas toujours possible, et lorsqu'un patient arrive entre les mains d'un praticien sans être accompagné de son dossier, cela peut également conduire à la prise de mauvaises décisions.

Lorsque l'erreur est liée à des circonstances difficiles, on peut encore l'admettre. Ce n'est pas le cas lorsque des facteurs individuels prédisposent les professionnels de santé aux fautes : le manque d'expérience par exemple, peut être à l'origine d'un mauvais diagnostic, c'est le cas classique du jeune interne de garde un soir de Nouvel An, lorsqu'il se trouve confronté à un grave traumatisme.

Parfois aussi, la quantité d'informations que beaucoup de professionnels de santé sont tenus de connaître aujourd'hui, dépasse largement leurs capacités de mémorisation. Les recommandations, check-lists et protocoles ne sont pas toujours disponibles, ou alors ne sont plus consultés depuis des années. Il arrive même que des professionnels de santé soient amenés à utiliser du matériel high-tech sans savoir totalement comment il fonctionne. C'est le cas notamment dans les hôpitaux désenclavés, ruraux, là où les médecins affectés ne sont pas forcément aussi bien formés que dans les Centres Hospitalo-Universitaires des grandes villes.

La fatigue du praticien constitue également un facteur majeur d'erreur médicale. De nombreuses études menées par l'Organisation mondiale de la santé (OMS) au sein même des établissements de santé ont montré, par exemple, que les internes ont tendance à commettre des fautes plus graves lorsqu'ils effectuent des gardes de 24 heures. Le stress, la faim, la maladie – car le médecin peut tomber malade – sont également des facteurs favorisant la survenue d'erreurs médicales.

Aujourd'hui, l'OMS emploie l'expression HALT : Hungry (avoir faim), Angry (être énervé), Late (être en retard) ou Tired (être fatigué). Lorsque le médecin se rend compte que l'un ou plusieurs de ces facteurs sont présents, il doit cesser toute intervention médicale (Halt). Toujours dans le domaine de la mnémotechnique, l'OMS a identifié six facteurs majeurs générateurs d'erreurs médicales, regroupés sous l'expression IM SAFE[121] : Illness (indisposition), Medication (médicament), Stress (stress), Alcohol (alcool), Fatigue (fatigue), Émotion (émotion)[122].

Payer la faute

Dans le *Médecin malgré lui*, Sganarelle tient à Léandre un discours bien sarcastique sur les erreurs médicales : « Je trouve que c'est le métier le meilleur de tous ; car, soit qu'on fasse bien, ou soit qu'on fasse mal, on est toujours payé de même sorte. La méchante besogne ne retombe jamais sur notre dos, et nous taillons comme il nous plait sur l'étoffe où nous travaillons.

Un cordonnier en faisant des souliers ne saurait gâter un morceau de cuir, qu'il n'en paye les pots cassés ; mais ici l'on peut gâter un homme sans qu'il n'en coûte rien. Les bévues ne sont point pour nous, et c'est toujours la faute de celui qui meurt. Enfin le bon de cette profession est qu'il y a, parmi les morts, une honnêteté, une discrétion la plus grande du monde : jamais on n'en voit se plaindre du médecin qui l'a tué[123] ».

---

121 Je suis en bonne santé

122 Organisation mondiale de la santé, *Guide pédagogique de l'OMS pour la sécurité des patients*, Genève, OMS, 2015

123 Molière, *Le médecin malgré lui*, Acte III, Scène première

Pourtant, l'histoire nous apprend que le médecin qui commet une faute a depuis toujours été poursuivi par la justice. Il y a plusieurs millénaires déjà, l'article 218 du *Code d'Hamourabi*[124] posait les bases de la réparation de la faute médicale : « Si une intervention chirurgicale avec un instrument en bronze, provoque la mort d'un citoyen (libre), la punition est de couper la main du médecin responsable ». L'article 219 précise que « Si une intervention chirurgicale avec un instrument en bronze, provoque la mort d'un esclave, le médecin responsable doit rembourser le maître en lui en fournissant un autre ».

Plusieurs siècles plus tard. Dans *La Politique*[125], Aristote mentionnait que : « Le médecin a le droit de changer de traitement pendant quatre jours s'il n'observe pas d'amélioration de l'état de santé de son malade. Si le malade décède, le médecin est tenu responsable et il encoure la peine capitale ».

À Jérusalem, pendant les croisades, si un esclave mourait entre les mains d'un médecin, celui-ci devait rembourser le maître ou quitter la ville. Si le malade décédé est un citoyen libre, le médecin risquait la peine capitale, ou une amputation des doigts si la maladie s'aggravait.

Aujourd'hui, le médecin ne paie plus de sa personne, mais chaque pays a intégré dans sa législation une loi encadrant spécifiquement les fautes médicales. En France par exemple, c'est la Loi du 4 mars 2002 sur les droits des patients, dite Loi Kouchner, qui règlemente les erreurs commises par les médecins. Selon le texte, tout accident médical reconnu comme tel peut donner lieu à une indemnisation. On retrouve à peu près le même contenu dans toutes les législations du monde, quoique la loi française se distingue par le fait qu'elle s'applique également aux infections nosocomiales.

Il est toutefois toujours difficile d'établir la responsabilité du médecin, car ce dernier est tenu d'une obligation de moyen, et non pas de résultat. Ainsi, le praticien n'est pas tenu de guérir son

---

[124] Texte juridique babylonien daté d'environ 1750 avant J.-C., à ce jour le plus complet des codes de lois connus de la Mésopotamie antique

[125] Ouvrage non publié par Aristote, car il le destinait à son enseignement

patient, mais il doit avoir mis en œuvre l'ensemble des moyens disponibles pour cela.

De ce fait, une erreur de diagnostic, même si elle est fatale au patient, ne suffit pas pour engager la responsabilité du médecin. Tout au plus, cela entraînera son discrédit auprès du public. Une mort sociale. Pour ouvrir droit à une procédure judiciaire, il faudrait que cette erreur de diagnostic résulte d'une faute prouvée de la part du praticien. Par exemple, un médecin sera déclaré fautif, s'il est prouvé qu'il n'a pas effectué tous les examens nécessaires, qui lui auraient permis de formuler le bon diagnostic correct.

Par ailleurs, le médecin est – aujourd'hui plus qu'autrefois – un personnage puissant, difficile à traîner en justice, car le rapport social et économique médecin/patient est le plus souvent en sa faveur. Hautement éduqué, très riche – à moins de travailler dans la santé publique – le médecin a la possibilité d'engager une défense juridique efficace. Face à lui, le patient profane n'est pas toujours en mesure de démontrer l'erreur médicale.

Par ailleurs, les procédures nécessitent le plus souvent d'avoir recours à l'expertise d'un autre médecin, et les solidarités entre praticiens vont alors jouer pleinement, en défaveur du plaignant. En dernier recours, pour éviter une dégradation de son image, et donc une grande perte financière, le médecin finira par régler le cas à l'amiable. Et il en a les moyens.

Chapitre IV
AU SERVICE DE L'ÉTAT

Par médecin, nous entendons généralement le praticien de libre pratique, qui comme nous allons le montrer un peu plus loin, bascule souvent du « côté obscur de la médecine », pour diverses raisons. Il ne faut toutefois pas oublier que l'homme de l'art peut être également au service de l'État – un fonctionnaire de la santé publique, dirions-nous aujourd'hui.

Certes, le médecin de libre pratique peut dévier, dans sa quête de l'argent. Paradoxalement, être au service de l'État peut également conduire le médecin à oublier la noble cause de sa profession.

La police sanitaire

Lorsqu'il s'agit de contrôler les flux d'hommes et de marchandises pour préserver la santé d'une ville ou d'un pays, le médecin est l'homme de la situation, et se retrouve le plus souvent en première ligne. Formé aux techniques de prophylaxie, capable de détecter les signes d'une maladie contagieuse, le praticien est alors naturellement investi d'une autorité sanitaire.

Du jour au lendemain, les circonstances font ainsi de l'obscur fonctionnaire un personnage puissant : son refus d'autoriser l'entrée d'un voyageur dans un pays d'accueil peut ruiner le rêve d'une vie, de même que son veto au débarquement d'une marchandise peut entraîner de graves préjudices financiers à un marchand, un armateur, ou même un simple matelot[126]. Les enjeux étant parfois très importants, un médecin investi d'une

---

[126] Au XVIIIe siècle, chaque marin avait le droit de porter sur lui un ballot de marchandise sans en payer le fret à l'armateur, et qu'il pouvait revendre dans les ports d'escale. C'était une source de revenus complémentaire non négligeable pour le matelot

mission de contrôle sanitaire faisait ainsi l'objet de tentatives de corruption, de la part de personnages riches et influents.

Le microbiologiste français Henri Hubert Mollaret nous rappelle ainsi le rôle de premier plan joué par la déviance du corps médical, à l'occasion de la grande peste de Marseille de 1720 : « Lorsque le "Grand Saint-Antoine", de retour du Proche-Orient, se présente en vue de Marseille, le 25 mai 1720, il était déjà survenu neuf décès par peste à son bord. Prévoyant des difficultés à son arrivée, le capitaine du "Grand Saint-Antoine", Chataud, fait une escale de nuit, en fraude, près de Toulon, pour prendre contact avec les armateurs et les prévenir ; car la cargaison, qui est évaluée à l'époque à 100 000 écus (environ 5 millions de nouveaux francs) doit en grande partie être écoulée à la foire de Beaucaire qui se tient dans quelques semaines[127].

Ceux-ci, qui appartiennent à la grande bourgeoisie de Marseille (l'un d'eux, Estelle, est premier échevin de la ville[128]) n'hésitent pas alors à user de leur influence et de leurs relations d'affaires et de famille auprès des 14 intendants de santé pour arranger un débarquement plus rapide des passagers et des marchandises que ne l'exigent les règlements. Des surcharges et ratures faites sur les déclarations du capitaine Chataud manifestent cette intervention.

En outre, les graves abus de l'administration des infirmeries qui laisse, ou même fait circuler et sortir des personnes susceptibles d'être infectées, les négligences et l'indiscipline expliquent aisément comment l'épidémie a franchi assez rapidement tous les barrages sanitaires avant la fin d'une quarantaine abusivement écourtée[129] ».

Les chirurgiens, médecins, infirmiers, officiers de santé auront donc été les principaux responsables de la propagation de l'épidémie de peste, causant entre 30 000 et 40 000 décès, soit

---

[127] Le 22 juillet était le jour de la Sainte-Madeleine, journée notoire durant laquelle le pré de Beaucaire accueillait chaque année une foire, source de très grands revenus

[128] Magistrat municipal, chargé notamment d'organiser la police et la perception des taxes

[129] Mollaret (Henry Hubert), « Dissimulation et négation de la peste », in *Histoire des sciences médicales,* Tome XXIX, n° 4, 1995, p. 343

pratiquement la moitié des 80 000 habitants de Marseille. Pis encore, la peste non maîtrisée s'étendra ensuite en Provence, où elle fera de 90 000 à 120 000 victimes, sur une population de 400 000 habitants environ. Tenu pour responsable, le capitaine du *Grand Saint-Antoine* sera finalement emprisonné au château d'If pendant plus de deux années[130].

C'est ainsi qu'un mémoire anonyme daté du 4 juillet 1721, intitulé « Divers abus qui se commettent dans les Infirmeries de Marseille déclarés par des personnes qui y ont été jusques aujourd'hui employées pendant plusieurs années », souligne la grave complaisance des intendants à l'égard du capitaine Chataud et son équipage : « ...au lieu d'envoyer ce capitaine, ses marchandises et son équipage à l'île de Jarre ou tout au moins les enfermer dans un des enclos des dites Infirmeries, Messieurs les Intendants, et avec eux le capitaine... n'ont-ils pas eu la fatale complaisance de les laisser libres dans lesdites Infirmeries pendant plus de quinze jours et ont permis même que l'équipage s'approchât des barrières pour conférer avec leurs femmes, parents et amis, et qui pis est de se présenter à la porte rouge pour prendre de leurs mains des provisions de bouche et autres choses dans des serviettes qu'ils ont ensuite rendues à leurs femmes et parents après les avoir vidées, cela est de fait et incontestable...

...les matelots du capitaine Chataud ont fait glisser leurs linges sales entre les mains de leurs femmes pour les faire blanchir par une lingère à la rue dite de l'Échelle qui a crevé et presque tous ceux de ladite rue...[131] . » Fait troublant à plus d'un titre, c'est précisément dans la rue de l'Échelle que les premiers cas de décès de peste s'étaient manifestés le 1er juillet 1720.

L'affaire du Grand Saint Antoine n'était qu'un cas parmi d'autres : pour encourager les « négligences » de la part des autorités sanitaires, voire raccourcir les périodes de quarantaine, certains voyageurs fortunés n'hésitaient point à proposer des sommes d'argent aux officiers de santé. Les capitaines des

---

130 Bouhdiba (Sofiane), *Pavillon jaune. Histoire de la quarantaine, de la Peste à Ébola*, Paris, L'Harmattan, 2016

131 Pour plus de détails, voir Carrière (Charles), Courdurié (Marcel), Rebuffat (Ferréol), *Marseille ville morte. La peste de 1720*, France, Autres temps, 2008, pp. 163-164

navires, d'un commun accord avec les armateurs, disposaient d'ailleurs d'un budget spécialement destiné à ce type de dépenses, une sorte de « caisse noire »[132]. C'est un peu ce que font aujourd'hui encore les routiers, camionneurs, taxis du monde entier, pour éviter les ennuis lors des contrôles policiers.

En effet, les armateurs savaient bien que, en dépensant un peu d'argent pour accélérer les procédures de quarantaine, ils pourraient réaliser ensuite de substantielles économies sur l'ensemble de la transaction. Une petite corruption, qui pouvait toutefois avoir des conséquences sanitaires dramatiques. L'épidémiologiste Antoine Flahault et l'historien de la médecine Patrick Zylberman sont totalement en accord sur ce point : « La corruption est grande ; les capitaines graissent la patte du médecin-chef dans l'espoir de raccourcir la durée de la détention. La quarantaine ? Une tyrannie, tempérée par le bakchich. On s'explique les troubles violents engendrés par les cordons sanitaires et les détentions[133] ».

Enfin, il arrive aussi parfois, en temps de grande épidémie, que les médecins appliquent eux-mêmes le remède qu'ils jugent le plus efficace, préconisé d'ailleurs, par Hippocrate : *cito, longe, tarde*[134]. En effet, le médecin est un être humain comme un autre, il peut être atteint du mal, et choisit parfois de déserter son poste pour se réfugier dans une ville voisine. Cela lui coûtait souvent son poste, une fois l'épidémie jugulée. Il aura au moins survécu.

Le médecin tortionnaire

Le médecin a toujours été sollicité par le tortionnaire. Le père Vladimir Gaudrat, abbé de Notre-Dame de Lérins, et membre de la commission torture de l'Action des chrétiens pour l'abolition de la torture (ACAT-France), avance quelques raisons

---

[132] Bouhdiba (Sofiane), *Pavillon jaune. Histoire de la quarantaine, de la Peste à Ébola*, Paris, L'Harmattan, 2016

[133] Flahault (Antoine) et Zylberman (Patrick), *Des épidémies et des hommes*, France, La Martinière, 2008, pp. 63-68

[134] Fuir vite, loin, longtemps. Comprendre quitter au plus vite un lieu insalubre, se réfugier le plus loin et revenir le plus tard, quand l'épidémie aura disparu

plausibles : « Le médecin donne une garantie scientifique, rationnelle et une aide permettant, selon le cas, de tenter de justifier l'utilisation de la torture, d'améliorer son efficacité ou de la dissimuler[135] ». Indirectement donc, le médecin peut favoriser le passage à l'acte de torture.

Mais comment un homme ayant prêté le serment d'Hippocrate peut-il torturer, ou du moins contribuer à torturer ses semblables ? La recherche scientifique, qu'elle soit médicale ou militaire, peut être un motif de ce basculement du côté obscur de la médecine. Par recherche, entendons ici celle des résultats rapides, sensationnels, inédits. L'appât du gain peut jouer aussi, car le médecin tortionnaire est bien payé. Sans oublier l'attrait du pouvoir, un petit médecin de campagne instrumentalisé en temps de guerre civile, par exemple, pouvant rapidement se retrouver général de pacotille.

Ce qui est certain, c'est que le médecin peut apporter un tribut non négligeable au tortionnaire, en augmentant les souffrances, tout en diminuant les risques de mortalité et en dissimulant les éventuelles traces de l'acte. C'est ainsi que les médecins américains ont largement contribué à améliorer, par exemple, la technique du « water boarding », qui consiste à simuler une noyade en versant de l'eau sur le visage recouvert d'un tissu du patient. Les médecins ont proposé d'accroître la souffrance tout en diminuant les risques d'asphyxie, en ajoutant une solution saline dans l'eau, en mesurant continuellement la quantité d'oxygène dans le sang, tout en répétant la manœuvre à intervalles réguliers[136].

Le médecin est également très utile post-portem : si malgré tout la victime succombe à ses tortures, le médecin est en mesure de falsifier un certificat de décès, spécifiquement dédié à l'attention des organisations internationales, de la société civile, ou des avocats de la victime. Le médecin américain Steven H. Miles cite ainsi de très nombreux cas de certificats médicaux

---

[135] Gaudrat (V.), « Torture et médecine », in *Dimensions de la torture*, Paris, Action des Chrétiens pour l'Abolition de la Torture, 2010, p. 299

[136] Physicians for Human Rights, *Experiments in torture, evidence of human subject research and experimentation in the «Enhanced» interrogation program*, Boston, juin 2010, pp 7-9

trafiqués par ses propres confrères, à l'occasion des pratiques de tortures survenues dans la prison d'Abou Ghraïb en Irak[137].

Enfin, le médecin, censé être humaniste par nature, apporte à la torture une certaine légitimité. Le père Vladimir Gaudrat écrit ainsi : « Les régimes qui pratiquent la torture savent utiliser tous les ressorts psychologiques, de la soumission à l'autorité, pour amener un homme à accomplir l'impensable sans qu'il pense engager sa responsabilité. Ils ont également tout intérêt à recruter des médecins qui, de par leur expertise, peuvent les aider à rationaliser la torture[138] ». C'est d'ailleurs cet embrigadement du « médecin honnête » qui va servir de base au plaidoyer des médecins nazis lors du procès de Nuremberg. Nous y reviendrons.

La plupart des procès de médecins tortionnaires ont ainsi permis de souligner cette perception de monstre inhumain, peut-être victime du « système » – un régime totalitaire, une formation sévère, une accoutumance à la souffrance, une objectivation du corps humain – qu'en a le grand public. À force de « tailler dans le vif », le plus honnête des hommes de l'art ne risque-t-il pas de basculer du côté obscur de la médecine, en devenant un auxiliaire de la torture d'État ?

Cette perspective angoissante hante littéralement notre esprit, lorsque nous lisons par exemple le témoignage du Professeur Daniel Wassermann, ancien chef du service des grands brûlés de l'hôpital Cochin à Paris, recueilli en juin 2009 par Vladimir Gaudrat : « Après quelques années vouées à la recherche, les hasards de la vie m'amenèrent à intégrer le centre des brûlés de l'hôpital Cochin. J'ai ainsi été confronté, pendant plus de trente-cinq ans, au pire de ce que l'on peut imaginer comme détresse humaine, aussi bien sur le plan physique que psychique.

Après quelques difficiles semaines d'adaptation, mon intolérance à la vue du sang et de la souffrance s'estompa progressivement, me permettant d'exercer au quotidien les soins nécessaires pour les grands brûlés qui sont parmi les plus

---

137 Miles (S. H.), « Abu Ghraib: its legacy for military medecine », in *The Lancet* 364, 2004, pp. 725-729

138 Gaudrat (V.), « Torture et médecine », in *Dimensions de la torture*, Paris, Action des Chrétiens pour l'Abolition de la Torture, 2010, p. 305

traumatisants de toute la chirurgie. Le traitement de ces patients nécessite en effet, entre autres, l'ablation des tissus nécrosés, geste particulièrement sanglant et délabrant…

Mon exemple personnel n'est pas isolé. Durant toute ma carrière, j'ai eu maintes fois l'occasion d'accueillir, dans ce service, des jeunes étudiants ne supportant initialement pas la vision des soins pratiqués. Dans la totalité des cas, l'adaptation a été suffisamment efficace pour permettre, après quelques jours, voire semaines, une participation active de ces étudiants "sensibles" aux séances de soins les plus pénibles[139] ». Peut-être qu'une formation plus poussée aux droits humains les plus élémentaires pourrait éviter les dérapages des médecins, et notamment dans les milieux où la hiérarchie est particulièrement stricte, dans la police, l'armée, les prisons ?

Pour limiter les déviances de ses médecins, l'Université tunisienne a tenté une expérience intéressante : elle a intégré dans la plupart des cursus universitaires – pas seulement dans les sciences médicales – un cours semestriel en droits de l'Homme. Ce dernier, affecté d'un faible coefficient, excentré par rapport aux autres matières scientifiques, capte très peu l'attention des étudiants. Cette stratégie aura au moins eu le mérite de faire prendre conscience aux étudiants de l'importance de « rester du bon côté de la médecine », une fois leurs études achevées.

Le technicien de la mort

Le médecin, de par ses connaissances, est systématiquement sollicité pour attester de la survenue de la mort d'un homme. D'ailleurs, la plupart des législations dans le monde conditionnent la délivrance d'une autorisation d'inhumer à la production d'une attestation de décès signée par un praticien. Le médecin participe aussi à la réalisation d'engins de mort, comme ce fut le cas pour la guillotine, dans la « querelle des têtes tranchées ». En effet, en cette fin de XVIIIe siècle, le médecin accède au statut d'expert, son savoir entrant au service de l'État.

[139] Gaudrat (V.), « Torture et médecine », in *Dimensions de la torture*, Paris, Action des Chrétiens pour l'Abolition de la Torture, 2010, p. 306

Michel Foucault souligne ainsi que « La population n'étant jamais que ce sur quoi veille l'État dans son propre intérêt, bien entendu, l'État peut, au besoin, la massacrer. La thanatopolitique est ainsi l'envers de la biopolitique[140] ». Devenu thanatopoliticien, le médecin s'éloigne de sa vocation première. Le médecin devient médecin-expert, avant de devenir expert.

Le philosophe français Grégoire Chamayou écrit à ce propos : « Avec Guillotin et Louis, des médecins sont devenus des techniciens de la mort. On a souligné le caractère à la fois inédit et scandaleux de cette nouvelle posture du savoir médical. Inédit d'abord, car elle rompait avec les tâches classiques de la médecine : même dans les cas où un médecin supervisait la torture[141], il restait malgré tout chargé de s'assurer que le patient ne meurt pas, tandis qu'il ne s'agit plus ici d'éviter la mort pour faire durer la souffrance, mais de donner une accélération absolue à la mort afin de supprimer toute douleur.

Scandaleux ensuite, car cette nouvelle posture contrevient en fin de compte aux missions historiques de la médecine : soigner, conserver la santé, et surtout, selon l'aphorisme hippocratique, ne pas nuire. Apparaît ainsi une contradiction entre la mission historique de la médecine et son intégration technique et institutionnelle au pouvoir de punir en tant qu'art de tuer, qui débouche sur une crise[142] ».

Le médecin français Louis Dubois s'indigne lui aussi de cette instrumentalisation de l'homme de l'art. Pour lui, le docteur Antoine Louis « aurait pu répondre au comité de législation : mon devoir, à moi, c'est de conserver[143]. L'art auquel il avait

---

[140] Foucault (Michel), *La technologie politique des individus, Dits et écrits*. Tome IV, Paris, Gallimard, 1999, p. 826

[141] Certains auteurs évoquent même le développement d'une médecine spécialisée dans l'encadrement de la torture

[142] Chamayou (G.), « La querelle des têtes tranchées : Les médecins, la guillotine et l'anatomie de la conscience au lendemain de la Terreur », in *Revue d'histoire des sciences*, Tome 61, 2008/2, p. 362

[143] L'auteur reprend ici une anecdote fort connue à son époque : au plus fort de la campagne d'Egypte, Napoléon Bonaparte avait ordonné au docteur Desgenette, médecin de son état-major, d'achever les blessés qui entravaient sa marche, en leur administrant de l'opium. Ce à quoi

voué sa vie, était, après tout, un art conservateur et non un art destructeur ; il n'était pas tenu de démontrer aux délégués de l'Assemblée nationale que les vertèbres cervicales forment des enchevauchures telles qu'elles ne laissent aucun joint et que pour opérer la section du cou il faut un couperet d'un poids considérable tranchant oblique, etc. Tout cela est odieux et repoussant. Ce n'est pas pour arriver à de semblables notions que nous entreprenons de longues études et de pénibles observations...

Étrange consultation en vérité ! Et qui jusque-là sans doute n'avait jamais été demandée à un homme exerçant l'art de guérir ; c'était toujours la décapitation qu'on voulait, mais avec trois conditions : la sûreté, la *célérité* et l'uniformité, le *tuto* et le *cito*[144] des chirurgiens[145] ».

Certes, il était autrefois courant qu'un médecin assiste aux séances de torture, la terrible question[146]. Mais son rôle se limitait à s'assurer que le patient ne meure pas. La mission confiée – et acceptée – par le médecin est ici inédite, aux antipodes du rôle du médecin : il ne s'agit plus d'éviter la mort pour faire durer la souffrance et obtenir des aveux, mais au contraire d'accélérer la survenue de la mort pour éviter toute douleur.

Les dictionnaires spécialisés du XIXe siècle prennent souvent la défense du médecin, en soulignant son rôle de technicien. Dans l'entrée « Supplicié » par exemple, le *Dictionnaire des Sciences médicales de* Charles-Joseph Panckoucke (1736-1798), on pouvait ainsi lire : « La médecine é été consultée pour concilier ce que l'on devait à la sévérité de la loi avec les égards dus à

Desgenette répondra avec mépris : « Mon devoir, à moi, c'est de conserver »

144 *Tuto, Cito, Jucunde* : sans danger, rapidement, agréablement. C'est ainsi que devait agir le médecin envers ses malades, selon Esculape

145 Dubois (L.), « Recherches sur les dernières années de Louis et de Vicq d'Azyr », in *Bulletin de l'Académie impériale de médecine,* tome 32, Paris, J.-B. Baillière, 1867, pp. 39-40

146 En France, la question est en usage du Moyen âge jusqu'à la fin de l'Ancien Régime. Il s'agit d'une forme d'interrogatoire judiciaire accompagnée de tortures, destinée à obtenir des aveux (question préparatoire) ou une dénonciation (question préalable). Violente, la question finissait parfois prématurément avec la mort du patient

l'humanité, et indiquer quel était le genre de mort le moins douloureux : l'instrument dont on se sert aujourd'hui en France, et qui porte le nom d'un médecin, bien que ce praticien respectable n'ait fait qu'en indiquer un dessin qui existait dans des ouvrages allemands[147], prouve toute la sollicitude du gouvernement en faveur des malheureux entraînés vers le crime[148] ».

Quelques années plus tard, le *Dictionnaire encyclopédique des sciences médicales* précise, à l'entrée « Supplices », que « Si l'histoire des supplices a une importance principale, au point de vue de la législation et de la philosophie, elle soulève aussi diverses questions qui se rattachent aux sciences médicales. Ce sont de cruelles expériences faites sur la douleur physique et sur le mécanisme de la mort. Mais, hâtons-nous de le dire, la médecine représente ici le principe de l'humanité. Même à côté de l'exécrable torture, c'est à un rôle d'humanité que la justice appelle le médecin, qui le premier a réclamé contre ces pratiques barbares ; si la nécessité de la peine capitale est admise, c'est lui qui fait connaître le genre de mort le moins douloureux et le plus prompt[149] ».

---

[147] Il s'agit probablement des gravures allemandes de Pencz et Aldegrever ou Anton Koberger. Notons également que la *mannaia* italienne et la *maiden* écossaise dataient déjà du XVIe siècle

[148] Panckoucke (Charles-Joseph), *Dictionnaire des Sciences Médicales*, Paris, Panckoucke, Tome 53, 1821, p. 443

[149] *Dictionnaire encyclopédique des sciences médicales,* 3ème série, Tome XIII, Paris, Masson & Asselin, 1884, pp. 440-441 et 460-461

Deuxième partie

LE MÉDECIN MAUVAIS

Mauvais médecin, médecin mauvais ? Un jeu de mots, qui aura fait le titre de l'ouvrage. Nous avons eu l'occasion de réfléchir *supra* sur les déviances du mauvais praticien : charlatan, cupide, ignare, instrumentalisé, négligeant, corrompu, l'homme de l'art, qu'il soit au service de l'État ou qu'il tienne sa propre boutique, bascule parfois dans le côté obscur de la médecine.

À ce stade toutefois, nous avons considéré que certaines limites n'étaient jamais dépassées. *Quid*, précisément, si elles l'étaient ? C'est ce que nous allons tenter de voir à présent, en nous intéressant au médecin mauvais, qui peut littéralement verser dans le crime le plus abject.

Cela nous amènera d'abord à enquêter sur les mobiles – encore à la limite du compréhensible – du déterreur de cadavres, ce qui nous amènera naturellement à examiner le cas des expériences obscures, à la limite de l'entendement humain, qu'ont réalisé sans vergogne médecins et chirurgiens.

L'euthanasie fera également l'objet d'un chapitre à part entière. Nous nous intéresserons ensuite au crime spécifique au corps médical, et notamment la contraception clandestine, le trafic d'organes ou la contrefaçon de médicaments – quoique cette dernière soit peut-être plus spécifique aux apothicaires et aux pharmaciens.

Nous clorons cette deuxième partie de l'ouvrage en montrant dans quelle mesure le fait d'être au service d'une cause totalitaire peut faire basculer l'homme de l'art aux limites du côté obscur de la médecine.

Chapitre V
LE DÉTERREUR DE CADAVRE

Comme toutes les autres sciences, la médecine se base rigoureusement sur l'observation et l'expérimentation. Toutefois, ce qui distingue l'art médical, et plus particulièrement la chirurgie, c'est ce besoin quasi naturel de disséquer des cadavres. C'est ce que souligne le chirurgien français Jean-Charles Sournia, à propos de la Renaissance : « Deux principes moraux antagonistes dominent toute la période : d'une part, la dépouille mortelle de cette créature de Dieu, l'homme, mérite un respect religieux et toute atteinte contre elle est sacrilège ; d'autre part, la curiosité insatiable de l'homme et les progrès qu'il accomplit pour soigner les patients le poussent à disséquer les cadavres[150] ».

Si certains médecins de l'antiquité classique se contentaient de disséquer des cadavres d'animaux, en revanche les générations suivantes de praticiens, médecins, chirurgiens, anatomistes, se sont trouvées dans l'obligation de manipuler des dépouilles humaines pour trouver quelques éléments de réponse à leurs nombreux questionnements.

Claude Galien se plaignait déjà des difficultés de trouver des cadavres à autopsier à Rome, car l'usage y était d'incinérer les dépouilles. Sa préoccupation n'était pas tant de disséquer – pratique interdite – mais plutôt de disposer d'un squelette humain complet, pour y observer les articulations, et surtout pour disposer d'un support pédagogique pour enseigner son art[151].

Dans l'antiquité, médecins et anatomistes se contentaient de récupérer discrètement les restes humains exhumés accidentellement, sous l'effet d'un glissement de terrain par exemple.

---

[150] Sournia (Jean-Charles), *Histoire de la médecine et des médecins*, Paris, Larousse, 1991, p. 228

[151] Galien (Claude), *De anatomicis administrationibus*, vers 200

Galien témoigne ainsi : « Un jour, un fleuve en crue envahit une tombe construite sans grand soin quelques mois auparavant, et la détruisit facilement, emportant dans l'impétuosité de son courant le corps entier du mort. Les chairs étaient déjà pourries, mais les os tenaient très bien les uns aux autres. Il était dans un état tout juste pareil à celui où un médecin l'aurait pu préparer[152] ».

Parfois, mais c'est tout de même assez exceptionnel à Rome, la dépouille d'un homme détesté est abandonnée aux bêtes sauvages, ce qui constitue une véritable aubaine pour les médecins. Galien rapporte ainsi le cas du corps décomposé d'un voleur mort : « Aucun des habitants ne s'était soucié de l'enterrer. Comme ils le haïssaient, ils se faisaient un malin plaisir de voir son corps dévoré par les oiseaux de proie. En deux jours, ceux-ci lui mangèrent entièrement la chair et ne laissèrent que le squelette, comme pour l'instruction de ceux qui voudraient l'examiner[153] ».

On retrouve cette attraction malsaine des hommes de l'art vers les tombes détruites, même auprès des médecins musulmans, dont la religion prescrit pourtant la sacralité post-mortem. Muwaffak al Din abou Muhammad ben Yousef Abdellatif al Baghdadi (1162 - 1231), médecin réputé de Bagdad, témoigne ainsi de la manière dont il put examiner un grand nombre de squelettes, lors de la grande famine qui avait frappé l'Égypte en 1200 : « Ayant appris qu'il y avait à Meks[154] une colline sur laquelle étaient accumulés des ossements humains en grande quantité, nous nous y rendîmes et nous vîmes un monticule d'une étendue considérable composé de débris de cadavres humains[155] ». Al Baghdadi avait ainsi pu réfuter, en disséquant ces ossements « tombés du ciel », l'affirmation de Galien concernant la formation de l'os de la mâchoire inférieure et du sacrum[156].

Avant de devenir un « pilleur de tombes », André Vésale se contentait d'observer les ossements qui traînaient aux alentours du

---

[152] Galien (Claude), *De anatomicis administrationibus*, vers 200

[153] Galien (Claude), *De anatomicis administrationibus*, vers 200

[154] A proximité d'Alexandrie

[155] Muwaffak al Din abou Muhammad ben Yousef Abdellatif al Baghdadi, *Description de l'Égypte*

[156] Galien prétendait que la mâchoire inférieure de l'homme était formée de deux os soudés au menton

cimetière des Innocents : « A Paris, au cimetière des Innocents, j'ai vu une grande collection de mandibules aussi bien que d'autres os… Après que nous les eûmes étudiés longuement et sans repos, nous nous lançâmes le défi de reconnaître n'importe quel os par le toucher, les yeux fermés, en une demi-heure[157] ». Le hasard ne suffisant plus pour répondre à la demande croissante en corps humains, les médecins ont alors commencé à violer les tombes pour déterrer et examiner les cadavres inhumés, à différents stades de décomposition. L'anthropologue français David Le Breton explique la manière dont la quête du « matériel anatomique » devient une véritable industrie : « Pendant plusieurs siècles le "matériel anatomique" est rare et de plus en plus pressant le besoin des médecins. D'où le recours à des expédients qui marquent de leur ombre insistante l'histoire de l'anatomie : violations de sépultures pour s'emparer de cadavres fraîchement inhumés, rapts de corps dans les hôpitaux, prélèvements d'office de ceux que nul ne réclame, achats des cadavres de suppliciés aux bourreaux, expéditions nocturnes vers les gibets afin de décrocher les pendus, parfois même meurtres de vagabonds ou d'enfants évitant d'aller chercher trop loin ce qu'il faut bien appeler un "matériel anatomique" puisque le corps humain n'a plus ici d'autre statut[158] ».

La violation des sépultures ayant constitué un grave crime dans la plupart des sociétés et à toutes les époques, ces pratiques vont soulever de nombreux problèmes, au point de nous projeter aux confins les plus obscurs de la face cachée de la médecine.

La profanation des sépultures

La dissection est pratiquée depuis longtemps par les médecins, chirurgiens, anatomistes. En France, c'est l'anatomiste Jacobus Sylvius (1478-1555) qui vulgarise la pratique auprès du

[157] Charlier (Philippe), *Médecin des morts. Récits de paléopathologie*, Paris, Pluriel, 2014, pp. 184-185

[158] Le Breton (David), *La chair à vif*, Paris, Métailié, 2008, pp. 119-175

corps médical, en substituant des cadavres humains aux traditionnels cochons[159] dans les amphithéâtres d'anatomie.

Véritable adepte de la dissection, Sylvius fait l'objet de railleries de la part du magistrat breton Noël du Fail (1520-1591) : « Je luy ai veu apporter dans sa manche, car il vescut toute sa vie sans serviteur[160], toutost la matrice d'une chèvre ou d'une brebis, et tout le bas du ventre, toutost la cuisse ou bras d'un pendu, en faire dissection et anatomie qui sentaient tant mal et puaient si fort que plusieurs de ses auditeurs en eussent volontiers rendu leur gorge, s'ils eussent osé[161] ».

Même les plus grands médecins n'hésitaient pas à profaner les sépultures pour approfondir leurs connaissances en anatomie. Peut-être faudrait-il plutôt affirmer que ceux qui déterraient les cadavres pour les découper ont pu parfaire leurs connaissances et devenir des chirurgiens de renom. L'historien français Henri Mondor (1885-1962) écrivait ainsi, non sans humour : « Vésale se promettait de toujours demander pardon au grand Dieu et à notre Dame de la profanation commise, quand il avait disséqué[162] ».

Il est vrai que le chirurgien français André Vésale (1514-1564) était réputé être un grand déterreur de cadavres, ce qui l'a d'ailleurs amené à remettre en cause les théories millénaires – quasi sacrées – de Galien. C'est en fracassant des dizaines de crânes que l'étudiant de vingt ans à peine découvre, par exemple, que la mâchoire inférieure de l'homme n'était pas formée, comme on le croyait alors, de deux os soudés au menton, mais d'un seul.

C'est d'ailleurs la raison pour laquelle nous avons choisi de figurer en couverture de cet ouvrage une image représentant

---

[159] L'organisme du porc, et notamment aux niveaux de l'aspect et de la disposition des organes, était relativement similaire à celui de l'être humain

[160] Jacobus Sylvius, connu également sous le nom de Jacques Dubois, était réputé avare, quoi qu'il « payât sans rechigner ceux qui décrochaient pour lui les cadavres au gibet de Montfaucon »

[161] Guerrier (Yves) et Mounier-Kuhn (Pierre), *Histoire des maladies de l'oreille, du nez et de la gorge*, Paris, Roger Dacosta, 1980, pp. 316-317

[162] Mondor (Henri), *Anatomistes et chirurgiens*, Paris, 1949

Vésale avec son maître Gemma Frisius[163] en train de décrocher les restes d'un pendu du sinistre gibet de Montfaucon[164].

Ces pratiques, qui firent sa gloire, lui vaudront toutefois d'être persécuté par l'Inquisition[165] en 1558, à la mort de son protecteur Charles Quint[166]. Les écrivains français André Velter et Marie-José Lamothe écrivent à ce propos : « De même que Démocrite[167], autrefois, explorait le cimetière d'Abdère[168] pour y découvrir quelques ossements instructifs, Vésale s'en allait, dans les nuits sans lune, déterrer des inhumés ou au gibet, arracher aux corbeaux les membres sordides que la pourriture faisait tomber des fourches patibulaires.

Il passa des nuits entières, au cimetière des Innocents ou près des potences de Montfaucon, dans l'espoir de ramasser des fragments de squelettes qu'il désirait préparer, étudier et dessiner scrupuleusement. Et puis il passait bien d'autres nuits, dans des caves ou même dans un chambre qu'il ne craignait pas d'empuantir, pour soigner à loisir, à force d'application et d'adresse, des préparations anatomiques inédites[169] ».

Deux siècles plus tard, un autre grand anatomiste français, Marie François Xavier Bichat (1771-1802), n'hésite pas à profaner les sépultures des cimetières parisiens pour appuyer les

---

[163] Gemma Frisius (1508-1555), né Jemme Reinerszoon, était un cartographe et mathématicien de Frise (actuelle Dokkum aux Pays Bas)

[164] Les Fourches de la grande Justice de Paris furent le plus grand gibet des Rois de France. Aujourd'hui disparu, elles étaient érigées depuis le début du XIe siècle sur la butte de Montfaucon à Paris

[165] L'Inquisition lui reproche notamment d'avoir effectué l'autopsie de l'un de ses patients gentilhomme, alors même que son cœur battait encore

[166] André Vésale était le chirurgien de l'empereur Charles Quint, puis de Philippe II d'Espagne. C'est ce dernier qui lui permettra d'échapper au bûcher, en lui conseillant d'effectuer un pèlerinage à Jérusalem. De retour de ce voyage, son navire aurait fait naufrage et il serait mort sur l'île de Zante, probablement du typhus, le 2 octobre 1564

[167] Philosophe grec (460-370 av. J.-C.), considéré comme matérialiste en raison de sa conception d'un Univers composé d'atomes et de vide

[168] Cité grecque de la Thrace antique, ville natale de Démocrite

[169] Velter (André) et Lamothe (Marie-José), *Les outils du corps*, Paris, Messidor, 1984, p. 135

cours qu'il dispense à l'École de Santé. Le médecin français Maurice Genty (1886-1961), qui fut longtemps bibliothécaire de l'Académie Nationale de Médecine, avait retrouvé dans les archives les traces des macabres aventures de Bichat : « Pour toutes ces démonstrations, il faut des cadavres et Bichat va les voler la nuit dans les cimetières. C'est la seule façon de s'en procurer. Bichat va les chercher où l'on sait que les barrières permettront un accès facile. Tantôt c'est au cimetière Catherine spécialement affecté aux malades décédés à l'Hôtel-Dieu, tantôt au fond du quartier Marceau, où Allart, « homme de sac et de corde[170] », comme l'appelle Malgaigne[171], fait métier de vendre les corps à l'anatomie.

Le lieu était particulièrement propice ; dans cette enceinte qui n'avait que deux arpents, on avait creusé, pour les sépultures communes, un trou profond qu'on recouvrait de planches après chaque inhumation. L'expédition s'organisait par les nuits bien noires ; on partait dans une carriole ouverte, avec toutes sortes de précautions pour ne pas faire retentir le pavé criard[172]. Arrivée au mur du cimetière, la voiture servait à faire l'escalade et à rejoindre le fossoyeur compère. À la lumière de la lanterne sourde, on ouvrait les cercueils, et quand on avait trouvé le nombre de « sujets » nécessaires pour fournir l'amphithéâtre pendant huit jours, on les passait par-dessus la muraille et la carriole reprenait le chemin de la rue des Grès ou de la rue des Carmes.

Quelques fois l'expédition n'allait pas sans alerte, et Roux a raconté qu'une nuit, alors que les cadavres empilés près du mur attendaient qu'on les hissât par-dessus, l'un des ravisseurs, enjambant le mur, poussa un cri de stupéfaction et d'effroi : la voiture avait disparu. On la chercha vainement aux environs et

---

[170] Dans la Rome antique, les parricides étaient condamnés à la peine du *culleus* : on les enfermait dans un grand sac de cuir (*culleo*) fermé à l'aide d'une corde, avant de les jeter dans un gouffre profond ou dans la mer. Cette technique donnera naissance à l'expression « gens de sac et de corde », qui désigne des individus peu recommandables

[171] Il s'agit probablement du père du chirurgien Joseph-François Malgaigne, qui était officier de santé, et pratiquait la dissection

[172] Le cocher emmaillotait par exemple les sabots des chevaux dans des chiffons afin de réduire leur résonnance

les voleurs de cadavres étaient forts en peine de leurs captures, quand, par bonne fortune, vint à passer un fiacre attardé. Le cocher montra d'abord de la répugnance et des scrupules, mais sur la promesse d'un honnête pourboire, il finit par trouver l'affaire superbe et chargea tout ce qu'on voulut.

D'autres fois les « démonstrateurs d'anatomie » s'en allaient opérer leurs razzias plus loin, dans le cimetière de la ci-devant rue Royale[173], cimetière désert, laissé à la surveillance d'une gardienne qui, après avoir dépouillé les corps de leurs vêtements, se préoccupait peu de ce qui se passait la nuit. « La récolte » devait y être facile et fructueuse car, chaque année, on jetait là, dans des trous de carrières, plus de 1600 corps[174] ».

Ce qui nous semble le plus surprenant au travers de ces témoignages, c'est que la société française du XVIIIe siècle semblait, malgré quelques indignations de temps à autre, accepter le vol des cadavres. On pourrait à la limite le décrire comme un « fait social total », au sens de l'anthropologue français Marcel Mauss[175]. En réalité, on savait pertinemment que ces crimes contre nature favorisaient l'avancée de la science, voire sauvaient des vies. Peut-on imaginer aujourd'hui un respectable médecin escalader de nuit les murs des cimetières ?

Toujours est-il que l'on fermait les yeux sur l'activité macabre des médecins. C'est ainsi que Maurice Genty écrit : « Mais la malchance voulut un jour – c'était le 4 frimaire an VI[176], à six heures du soir – que des inspecteurs vinssent à passer près de l'enclos funèbre. Bichat, aidé de Levraux, élève en chirurgie, et du garçon d'amphithéâtre Deschaux, était en train d'enlever des

---

173 Aujourd'hui rue Pigalle

174 Huard (Pierre), *Biographies médicales et scientifiques. XVIIIe siècle*, Paris, Roger Dacosta, 1972, pp. 239-240

175 Le « Fait social total » se reconnaît à sa caractéristique de concerner l'ensemble des membres d'une société – ou du moins d'une communauté, celles des médecins par exemple. Le rôle des sciences sociales est alors de déceler dans quelle mesure un tel phénomène pourrait refléter les caractéristiques intrinsèques d'une société donnée. Pour plus de détail, voir Mauss (M.), « Essai sur le don. Forme et raison de l'échange dans les sociétés archaïques », in *L'année sociologique*, Paris, 1923

176 24 novembre 1797

cadavres. Il fut arrêté avec ses acolytes et renvoyé devant le juge de paix de l'Indivisibilité[177], qui les mit tous en liberté sous promesse de se représenter lorsqu'ils en seraient requis[178] ». Nous n'avons point retrouvé, dans les archives de l'Académie Nationale de Médecine, la suite qui fut donnée à cette affaire, mais il est fort probable qu'elle n'en eût aucune.

Plus près de nous, le chirurgien américain Jean Heysham Gibbon Jr. (1903-1973) parcourait les rues de Boston la nuit, filet sous le bras, pour capturer les chats nécessaires à ses expériences[179]. On le traitait d'illuminé, mais ses chasses nocturnes lui avaient permis de mettre au point un dispositif permettant la circulation extracorporelle, appareil qui révolutionna la chirurgie à cœur ouvert.

Les *résurrectionnistes*

Les médecins ne bravaient pas tous la justice et le regard des autres. Les moins audacieux faisaient appel à autrui pour s'approvisionner en cadavres. Au départ, on sollicitait le gardien du cimetière, voire un mauvais garçon pour aller déterrer un cadavre, ou décrocher un supplicié du gibet. Puis, peu à peu au fil de l'histoire de la médecine, la filière s'organise, des chaînes se mettent en place, et des bandes organisées apparaissent.

Nous avons retrouvé l'appellation de « résurrectionniste » pour désigner ces voleurs d'un type particulier, probablement car ils vidaient les tombes, comme le fera le Christ un jour[180]. En même temps, les techniques s'affermissent : lorsque le cadavre est encore « frais », les résurrectionnistes enlèvent parfois la peau du visage pour éviter que l'on reconnaisse la dépouille.

---

[177] Section révolutionnaire parisienne, sous la Révolution française

[178] Huard (Pierre), *Biographies médicales et scientifiques. XVIIIe siècle*, Paris, Roger Dacosta, 1972, p. 240

[179] Gibbon expérimentait un dispositif sur des chats dans les universités de Harvard et de Pennsylvanie, l'objectif étant de maintenir la fonction cardiorespiratoire d'un chat pendant quatre heures. Il publiera ses résultats, non dénués d'intérêt scientifique, en 1937

[180] Charlier (Philippe), *Médecin des morts. Récits de paléopathologie*, Paris, Pluriel, 2014, p. 189

M. Genty rapporte le cas d'un résurrectionniste qui officiait avec grand succès à Paris, à la fin du XVIIIe siècle : « Antoine Dubois fait appel à des prostituées pour détourner l'attention des policiers montant la garde près des cimetières pendant que ses acolytes et lui se pressent d'exhumer deux ou trois cadavres à revendre aux facultés[181] ».

Le paléopathologiste français Philippe Charlier en vient même à souligner qu'« On se bat, la nuit, dans les cimetières pour récupérer les corps ; parfois on se blesse ou on se tue ![182] ». Il est vrai que parfois différentes bandes de résurrectionnistes se disputaient une dépouille, donnant lieu à de véritables combats de rue, auxquels se mêlaient les forces de l'ordre attirées par le bruit.

L'activité nocturne des résurrectionnistes va susciter une véritable hantise du vol de cadavres chez les proches. Dans l'Angleterre de la fin de l'époque géorgienne[183], on a commencé par placer de grandes quantités de branchages ou des grosses pierres sur les tombes, pour empêcher les résurrectionnistes de violer les sépultures. Comme cela ne suffisait pas, les familles les plus riches ont alors littéralement barricadé leurs morts, en élevant des cages autour des tombes[184].

Dans l'imaginaire collectif, l'usage de ces structures étonnantes sera plus tard détourné de son origine. Aujourd'hui, on pense souvent à tort que ces mortsafe[185] étaient au contraire destinés à empêcher les vampires et les morts-vivants de sortir de leur sépulture[186]. Avec la promulgation de l'*Anatomy Act,* mettant fin au trafic de cadavres en 1832, les mortsafe tombent en désuétude, mais existent encore aujourd'hui, délabrés. Nous

---

[181] Genty (M.), « Les dissections à Paris sous la Révolution et l'Empire », in *Le progrès médical*, Paris, 1934, pp. 17-24

[182] Charlier (Philippe), *Médecin des morts. Récits de paléopathologie*, Paris, Pluriel, 2014, p. 191

[183] Correspondant au début du XIXe siècle

[184] Richardson (Ruth), *Death, dissection and the destitute*, Chicago, University of Chicago Press, 2000, p. 81

[185] Coffre-fort pour mort

[186] Bailey (James Blake), *The diary of a resurrectionist, 1811-1812*, Londres, Sonnenschein & Co, 1896, p. 40

avons eu l'occasion d'en voir quelques-uns, et notamment dans le petit cimetière de Logeriat Church, dans le Pertshire, en Écosse[187].

Les cadavres des plus pauvres ne bénéficiaient pas de telles protections. À peine recouverts de quelques centimètres de terre, ils étaient facilement déterrés par des médecins peu scrupuleux. Cela amènera l'historien français Robert Favre à faire un constat bien amer : « Exploités pendant leur vie, les misérables sont encore utilisés après leur mort par les riches[188] ».

Ailleurs, là où la législation n'est pas adaptée, les pillages de cadavres perdurent jusque vers le milieu du XXe siècle. Au Canada par exemple, une loi de 1947 obligeait les étudiants de l'École de médecine et de chirurgie de Montréal à suivre durant six mois un cours d'anatomie pratique, au cours duquel ils devaient disséquer un certain nombre de cadavres pour obtenir leur diplôme. D'un autre côté, une autre loi leur interdisait formellement de se procurer des cadavres pour approvisionner les amphithéâtres de dissection[189]. Le médecin canadien Sylvio Le Blond souligne la conséquence de ce paradoxe législatif : « La réputation des étudiants en médecine à Montréal n'était pas des meilleures. Ils étaient devenus des pilleurs de tombeaux avec toute l'aversion attachée à ce nom et à ce métier[190] ».

Les cadavres des condamnés à mort

Les criminels condamnés à mort ont souvent été considérés comme une véritable aubaine pour les médecins : considérés comme des citoyens de seconde zone, on se permettait exceptionnellement de récupérer leurs corps après l'exécution

---

[187] Les écoles d'anatomie écossaises étaient au centre d'un important trafic de « cadavres frais »

[188] Favre (Robert), *La mort au siècle des Lumières*, Lyon, Presses Universitaires de Lyon, 1978, p. 240

[189] Milot (J.), « Profanateurs de tombeaux et détrousseurs de cadavres », in *Le Médecin du Québec*, volume 42, numéro 11, novembre 2007, p. 93

[190] Le Blond (S.), « Les voleurs de cadavres ou « résurrectionnistes », in *Trois siècles de médecine québécoise,* Québec, Société Historique de Québec, 1970, p. 169

pour les disséquer. Par ailleurs, l'interdit qui « défendait de jeter un coup d'œil profane sur l'intérieur du corps humain[191] » ne pouvait pas s'appliquer au corps d'un criminel, infâme par nature. Les médecins vont largement profiter de cette exception pour pratiquer la dissection sur les corps des suppliciés.

Le médecin français Félix Vicq-d'Azyr (1748-1794) défendait son confrère Joseph Lieutaud (1703-1780), à qui on reprochait ses trop nombreuses dissections de condamnés, effectuées à l'Hôtel-Dieu d'Aix-en-Provence : « Quel amour de la vérité ne devons-nous pas supposer à ceux qui ont puisé dans les entrailles des suppliciés les découvertes dont nous jouissons avec tant de sécurité ! Les connaissances acquises sont un bienfait dont la trace est perdue, un héritage dont nous usons sans reconnaissance[192] ».

C'est donc sans état d'âme, mais plutôt avec la crainte d'être surpris par les gardiens du cimetière – appuyés parfois par les gendarmes – que les médecins de libre pratique n'hésitaient pas à escalader de nuit les gibets pour décrocher les pendus ou les roués encore exposés au public. Même lorsque les autorités mettaient quelque dépouille de supplicié à la disposition des médecins, cela ne se faisait que d'une manière occasionnelle, et pour un usage exclusif d'enseignement. Les médecins de libre pratique ne pouvaient donc pas disséquer à leur guise.

Par ailleurs, les cadavres ramenés des lieux de supplice coûtaient très chers. En atteste ce compte détaillé des dépenses nécessitées par l'anatomie du 1er avril 1493, extrait des registres de la faculté de Paris : « 28 sous parisis au bourreau et 2 sous parisis à ses valets ; 4 sous, 8 deniers parisis au rameur qui mena le corps dans sa barque à travers la seine, des Célestins jusqu'aux écoles ; 8 sous parisis pour le déjeuner du docteur anatomisant, des chirurgiens, des bedeaux[193] et d'un bachelier ; 6 sous parisis, pour le repas pris par les mêmes dans le voisinage des écoles, *ut diligentius rem ipsam expedirent*[194] ; 8 sous parisis aux deux

---

[191] Littré (Émile), *Médecin et médecins*, Paris, Didier, 1872, p. 316

[192] Vicq-d'Azyr (Félix), *Œuvres*, Tome III, Paris, Duprat-Duverger, 1805, pp. 8-9

[193] Employés laïques préposés au service matériel, dans une église

[194] Au sens que tout doit être mis en œuvre pour réussir l'affaire

hommes qui séparèrent la tête du tronc, qui creusèrent la fosse, de nuit, afin d'éviter les murmures du populaire et qui portèrent le corps au cimetière de Saint-Séverin ; 4 sous parisis au prêtre qui fit l'enterrement et célébra la messe pour le repos de l'âme du défunt ; 2 sous, 8 deniers parisis pour le déjeuner des docteurs et des chirurgiens le second jour ; 4 sous parisis pour celui qui nettoya les écoles, la table et la cour et qui porta l'eau ; 2 deniers parisis pour les cierges de l'enterrement ; 18 deniers parisis pour le vinaigre dont on lava le corps ; 3 testons[195] pour le linceul et la paille ; 20 sous parisis pour la table et les trépieds achetés à cette occasion. Ces frais furent couverts par une contribution spéciale, exigée des assistants, étudiants et barbiers, auxquels s'était mêlé un théologien[196] ».

Pour anticiper et éviter les ennuis, certains médecins préféraient agir en amont de l'exécution. Le chirurgien Londonien Chovell avait ainsi tenté ainsi une obscure expérience pour permettre à un pendu de survivre : « Gordon condamné à mourir, auroit sacrifié volontiers toutes ses richesses pour sauver sa vie. Il tenta inutilement la fidélité de ses geôliers, et celle même de plusieurs personnes puissantes qui auroient pu le secourir. Un jeune Chirurgien, ébloui par l'espoir de la récompense, entreprit de le dérober à la mort. Il obtint facilement la liberté de le voir dans sa prison. Là, après lui avoir communiqué son dessein, & s'être assuré d'un prix considérable, il lui fit à la gorge une petite incision qui répondoit au conduit de la respiration, & il y fit entrer un petit tuyau.

Il est aisé de concevoir quelle étoit l'espérance du Chirurgien, lorsque Gordon auroit le col serré par la corde du supplice. On assure qu'il avoit fait l'expérience de cette invention sur plusieurs chiens, & qu'elle avoit toujours réussi. Un peu de sang qui avoit coulé dans l'opération, fit croire aux Geoliers que le Criminel avoit voulu attenter à sa vie. Le bruit s'en répandit même à Londres ; mais il ne servit qu'à faire hâter l'exécution.

---

195 Pièce d'argent équivalent à 10 sols

196 Wickersheimer (Ernest), *La médecine au XVIIe siècle*, Paris, 1932 ; voir également, du même auteur, *La médecine et les médecins en France à l'époque de la Renaissance*, Paris, 1905

L'exécuteur ayant fait son office, et Gordon ayant resté quelque temps suspendu pour servir de spectacle aux yeux du peuple, on livra, suivant la coutume, son cadavre à ses parents. Le Chirurgien qui n'attendoit que ce moment, se le fit apporter dans le cabaret le plus proche. Il se hâta de lui ouvrir la veine du bras, de lui donner d'autres secours qu'il avoit préparés. Gordon n'étoit pas mort. Il ouvrit les yeux ; il poussa un profond soupir. Mais étant retombé presqu'aussitôt dans une espèce d'évanouissement, il expira quelques minutes après.

Le Chirurgien attribua le mauvais succès de son entreprise à la grosseur du malheureux Gordon, qui l'avoit fait peser excessivement sous la corde. Quoi qu'il en soit, l'invention du tuyau n'en est pas moins admirable. Elle a paru si hardie, qu'on craignoit d'abord que la Justice n'inquiétât M. Chovell, pour avoir osé l'entreprendre ? Mais la faveur n'auroit pas manqué de le mettre à couvert, tant l'on est satisfait à Londres de voir enrichir les Arts, par quelques nouvelles découvertes[197] ».

Médecins, bourreaux

On le voit, les médecins étaient souvent proches des gibets. On retrouve d'ailleurs souvent dans la littérature une comparaison, un peu paradoxale il est vrai, entre le médecin et le bourreau. L'historien français François Lebrun explique ce curieux rapprochement entre des professions que tout oppose a priori : « En ville, certains métiers semblent disposer spécialement à cet empirisme héréditaire. C'est le cas notamment des menuisiers[198], des épiciers[199] et surtout des bourreaux. La réputation faite au bourreau tient d'abord à sa fonction et met en jeu la loi des contraires : dispensateur de la mort, il a des pouvoirs

[197] Diderot (Denis), *Encyclopédie ou dictionnaire raisonné des sciences, des arts et des métiers*, Tome XXXII, Berne, Sociétés typographiques, 1780, pp. 474-475

[198] Le chirurgien était considéré comme un travailleur manuel : il réparait les os, au même titre que le charpentier réparait les mâts, par exemple. Voir Bouhdiba (Sofiane), *Dans le sillage des médecins de marine, de l'Antiquité à nos jours*, Paris, L'Harmattan, 2018, p. 27

[199] Les Apothicaires faisaient partie du corps des marchands espiciers et droguistes

de vie ; habitué à questionner les corps et à briser les membres, il sait mieux que personne remettre les fractures.

De plus, les cadavres des condamnés fournissent la matière première de remèdes efficaces : la sueur de mort est bonne pour les hémorroïdes, la poudre de crâne pour l'épilepsie ; la friction de la main coupée sur un cadavre est un excellent topique. Le bourreau de Paris, Henri Sanson (1740-1793), est un guérisseur réputé ; il remet sur pied en quinze jours le vitrier Jacques Ménétra victime d'une « maladie de nerfs » qui le rendait « impotent de tout le corps ». Dans toutes les villes de province, où il y a un exécuteur des hautes œuvres, celui-ci exerce en même temps cette profession accessoire[200] ».

Ainsi, le bourreau de Paris Charles Sanson pratiquait des dissections sur les condamnés qu'il venait d'exécuter, tandis qu'André Vésale rôdait autour de Montfaucon pour récupérer les restes des condamnés[201]. Indéniablement, une passion obscure pour la dissection rapprochait les deux hommes, que tout opposait pourtant. Ce qui amènera le médiéviste français Frédéric Armand à écrire : « Charles Sanson, premier du nom, aurait commencé à pratiquer la dissection des cadavres dès ses débuts en tant que bourreau de Paris en 1688, utilisant comme sujet d'étude les dépouilles des condamnés exécutés qu'il conserve quelque temps dans la cave du pilori avant d'aller les pendre au lieu désigné par le jugement. L'auteur des *Mémoires des Sanson* va même jusqu'à le comparer à André Vésale, le précurseur de l'anatomie moderne.

Ce rapprochement est flatteur pour notre bourreau dans la mesure où les prétendues études anatomiques de Charles Sanson, si tant est qu'elles aient véritablement existé, n'ont eu ni l'ampleur ni le retentissement de celles du fameux médecin flamand. Si un rapprochement peut être fait entre les deux hommes, c'est plutôt en ce qui concerne l'origine des corps qu'ils ont tous deux étudiés : Vésale, lors de ses études à Paris, a disputé

---

[200] Lebrun (François), *Se soigner autrefois. Médecins, saints et sorciers aux XVIIe et XVIIIe siècles*, Paris, Temps actuels, 1983, pp. 99-100

[201] Burggraeve (Adolphe), *Études sur André Vésale, précédées d'une notice historique sur sa vie et ses Écrits*, Gand, Annoot-Braeckman, 1841, pp. 21-23

aux chiens les os des condamnés sur le gibet de Montfaucon, plus tard il a volé au gibet de Louvain un squelette entier nettoyé par les oiseaux avant d'être officiellement autorisé en Italie puis en Suisse à disséquer les corps des suppliciés[202] ».

Ce rapprochement – qui lie également, dans d'autres contextes, le chirurgien et le boucher – entre le médecin et le bourreau attisait, on l'imagine aisément, la colère du corps médical. D'autant plus que les bourreaux, en améliorant leurs connaissances anatomiques, se permettaient de pratiquer une médecine empirique. C'est ainsi que le registre des décès de la paroisse Saint-Michel de Poitiers mentionne la mort en 1746 de François Verdier, soulignant sa qualité de « exécuteur de la haute justice et restaurateur du corps humain[203] ». En 1715, Johanes Setiz, bourreau de Fribourg, publie même des « Livres de recettes médicinales pour soigner des maladies infectieuses[204] ».

Ce rapprochement, que l'on retrouve régulièrement dans la littérature, souligne bien cette dimension obscure de l'art médical. D'ailleurs, même les médecins recouraient régulièrement aux services des bourreaux, qui leur revendaient les dépouilles des condamnés. Pour les chirurgiens et les anatomistes notamment, les condamnés « fraîchement exécutés » étaient une véritable aubaine ; d'autre part, la revente des dépouilles représentait un complément de revenu non négligeable pour les bourreaux. Ces transactions se faisaient discrètement, voire clandestinement, car la loi ou l'Église l'interdisaient souvent.

Le juriste français Daniel Jousse (1704-1781) précise ainsi que, jusqu'à la fin du XVIIe siècle, « Ils [les bourreaux] ne peuvent, en aucune manière, disposer des cadavres des condamnés à mort, ni les mutiler ; mais ils doivent les exposer entier, et tels qu'ils sont, aux fourches patibulaires, et dans les

[202] Armand (Frédéric), *Les bourreaux en France. Du moyen âge à l'abolition de la peine de mort*, Paris, Perrin, 2012, pp. 60-61
[203] *Registre de la paroisse Saint-Michel*, Poitiers, 1746
[204] Armand (Frédéric), *Les bourreaux en France. Du moyen âge à l'abolition de la peine de mort*, Paris, Perrin, 2012, p. 62

lieux ordinaires ou accoutumés ; à moins que la Justice ne leur donne des ordres contraires[205] ».

L'historien français Alfred Franklin (1830-1901) rapporte par exemple le cas d'un bourreau et ses complices, surpris en train de vendre un cadavre : « L'arrêt rendu le 28 mars 1659 condamne solidairement Galliot, greffier criminel du Châtelet, Saint-Germain et Dubois, exempts, et l'exécuteur de la justice, à restituer les six livres de bougie et les cinquante-six livres mal pris et exigez pour avoir délivrance d'un cadavre supplicié[206] ».

---

[205] Jousse (Daniel), *Traité de la justice criminelle de France*, tome I, Paris, 1771, p. 406

[206] Franklin (Alfred), *Dictionnaire historique des arts, métiers et professions exercés dans Paris depuis le XIIIe siècle*, 1ère partie, Paris, 1905, p. 101

Chapitre VI
LES EXPÉRIENCES OBSCURES

Les médecins s'étaient juré de soigner autrui. Certes, mais pour cela ils avaient besoin d'approfondir leurs connaissances, anatomiques notamment. C'est la raison pour laquelle ils ne pouvaient guère se contenter des connaissances théoriques et pratiques apprises durant leur formation académique. Par ailleurs, beaucoup de médecins construisaient des hypothèses en même temps qu'ils soignaient les patients. Et ils avaient hâte de les vérifier sur le terrain.

Il était donc nécessaire de réaliser des expériences sur des êtres humains, et certaines d'entre elles conduisaient le praticien aux limites de l'entendement.

Les dérives de la dissection

La dissection était risquée pour l'opérateur, car il était exposé à la « piqûre anatomique ». Cette légère blessure survenait le plus souvent lors de la manipulation du cadavre, mais elle pouvait entraîner une grave infection, voire un empoisonnement sanguin, et conduire rapidement à la mort. C'est la raison pour laquelle il fallait « consommer » le cadavre au plus vite, avant sa putréfaction.

Pour éviter la piqûre anatomique, on injectait dans les cadavres des produits conservateurs. Cette pratique était pourtant refusée par de nombreux anatomistes. Même le chirurgien anatomiste Pierre Joseph Desault (1738-1795) refusait de préparer les dépouilles, comme le souligne le médecin Pierre Huard : « À la fin du XVIIIe siècle, moins par le fait d'une législation libérale que grâce à l'extrême tolérance de la police, Paris était la capitale européenne du cadavre. On disséquait et on enseignait dans de nombreux amphithéâtres publics et privés. Malgré cette concurrence, Desault ouvrit un cours privé deux ans après son arrivée à Paris et resta pendant vingt ans (1766-1786) le professeur d'anatomie le plus populaire c'est-à-dire celui dont les élèves avaient le plus grand succès aux examens.

Dans de sordides salles de dissection louées au dernier étage de maisons délabrées, rue du Plâtre-Saint-Jacques, rue des Lavandières, place Maubert, etc., il donnait à disséquer à ses deux cents élèves des cadavres volés dans les cimetières et non injectés. Morte la bête, mort le venin avait-il coutume de dire pour justifier cette absence d'injections conservatrices, génératrices de piqûres anatomiques[207] ».

D'Estrée rapporte le cas particulièrement macabre du chirurgien Froment qui, en 1726, a « disséqué le cadavre d'un de ses enfants pour s'empêcher de payer des droits de sépulture au curé de la paroisse. [Froment avoue] qu'il a fait la dissection de l'un de ses enfants, âgé de sept ou huit ans, qu'il en a fait porter les chairs dans le cimetière des Saint-Innocents, et qu'à l'égard des os, il les a chez lui pour en faire un squelette[208] ». Le chirurgien incriminé a avoué vouloir remonter les os « tout contrefaits par le nouage[209] » de son fils pour en faire un squelette. Il est emprisonné, mais les deux chirurgiens du roi Louis XV, François Gigot de Lapeyronie (1678-1747) et Charles Georges Mareschal de Bièvre (1658-1736), interviennent rapidement pour le faire libérer[210].

La vivisection

De nombreux médecins, Hérophile de Chalcédoine ou Erasistrate de Céos[211] par exemple, ont été accusés d'avoir

---

[207] Huard (Pierre), *Biographies médicales et scientifiques. XVIIIe siècle*, Paris, Roger Dacosta, 1972, p. 133 ; pour plus de détails, voir D'Arcet et Parent-Duchatelet, *De l'influence et de l'assainissement des salles de dissection, in Annales d'hygiène publique et de médecine légale*, Tome V, 1831, 1ère partie, pp. 243-328

[208] D'Estrée (P.), « La recherche des cadavres au siècle dernier », in *La France médicale*, 1901, pp. 101-102

[209] Rachitisme

[210] Pour plus de détails, voir Charlier (Philippe), *Médecin des morts. Récits de paléopathologie*, Paris, Pluriel, 2014, pp. 190-191

[211] *Ἐρασίστρατος* (ca 310-250 av. J.-C.), surnommé « l'infaillible ». Médecin clinicien et anatomiste grec de Céos

pratiqué la vivisection depuis l'Antiquité, le plus souvent sur des criminels condamnés à mort. Ils auraient obtenu le *regum permissione*, c'est-à-dire l'autorisation, voire l'encouragement à de tels actes par le roi Ptolémée Ier Sôter en personne[212].

Les écrivains français André Velter et Marie-José Lamothe écrivent à ce propos : « On imagine aisément le supplément de savoir imputable à l'étude du sujet physiologique qu'est un homme vivant, comparé à celle de l'objet anatomique nommé cadavre[213] ».

Il faut reconnaître que le grand Erasistrate n'aurait jamais pu réaliser ses découvertes anatomiques – de véritables avancées dans l'histoire de la médecine - sur les systèmes nerveux et circulatoires, et encore moins sur la mécanique organique[214], s'il n'avait osé défier les dieux et les hommes, en découpant vivants des dizaines de condamnés à mort. Quant à l'argument que ces malheureux devaient de toute manière mourir, c'est une toute autre histoire !

C'est dans ce cadre qu'une longue querelle va opposer, dès l'antiquité, deux écoles de médecine : d'une part les « dogmatiques » ou « rationalistes » – dont faisaient partie, précisément, Hérophile de Chalcédoine et Erasistrate de Céos – sont favorables à la vivisection, seul moyen pour eux de faire avancer raisonnablement la science médicale. Face à eux, les « empiriques », effrayés par ce « côté obscur de la médecine », considèrent au contraire qu'il faut prudemment se limiter aux dissections.

Le polygraphe[215] romain Celse[216] explique la manière dont les dogmatiques cherchaient à construire un système médical

---

212 Mandressi (R.), « Les limites du cadavre. La tentation de la vivisection humaine, XVI-XVIIIe siècles », in *Histoire, médecine et santé* n° 2, Méridiennes, Toulouse, 2012, p. 109

213 Velter (André) et Lamothe (Marie-José), *Les outils du corps*, Paris, Messidor, 1984, p. 67

214 Par exemple, Erasistrate avait été le premier à découvrir l'indépendance de la trachée et de l'œsophage, et à identifier le rôle de l'épiglotte, soupape capable d'isoler les deux conduits et d'empêcher l'entrée des aliments dans les voies respiratoires

215 Auteur ayant écrit sur des domaines variés

216 Aulus Cornelius Celsus (29 avant J.-C. - 37 après J.-C.)

rationnel qui devait tirer son étiologie de la recherche de « causes obscures » au moyen de la vivisection[217], c'est-à-dire l'exploration de ce que jusque-là la nature avait tenu caché à l'intérieur du corps humain : « La place des organes, leur couleur, leur forme, leur taille, leur disposition, leur fermeté, leur mollesse, leur poli, leurs points de contact, puis aussi leurs saillies respectives et leurs creux, leurs imbrications éventuelles… Lorsque survient une douleur à l'intérieur du corps, celui qui n'a pas appris à connaître la situation de chaque organe interne du corps ne peut savoir ce qui fait mal, et l'organe malade ne peut être soigné par celui qui ignore ce qu'est cet organe…

Lorsqu'une blessure a mis à nu des organes internes, celui qui ignore la couleur de chacun d'eux lorsqu'il est sain ignore ce qui est indemne et ce qui est atteint… Voilà pourquoi Hérophile et Erasistrate ont obtenu de loin les meilleurs résultats en disséquant à vif des criminels emprisonnés que les souverains leur livraient… Ce n'est point faire preuve de cruauté, comme l'affirment la plupart, que de chercher les moyens de secourir d'innombrables honnêtes gens dans toutes les générations à venir en suppliciant des criminels et encore en petit nombre[218] ».

L'argument des médecins adeptes de la vivisection est implacable, et contient quelques éléments plutôt solides pour convaincre du bien-fondé de leurs démarches. Même le philosophe des Lumières Denis Diderot (1713-1784) était favorable à la vivisection des condamnés à mort, car il estimait que ces derniers étaient une véritable perte eu égard à l'usage scientifique que l'on aurait pu faire du sacrifice de leur existence sur une table de dissection[219].

Diderot écrit ainsi dans l'Encyclopédie : « Me seroit-il permis d'exposer ce que je pense sur l'emploi qu'on fait ici du terme

---

[217] Mandressi (R.), « Les limites du cadavre. La tentation de la vivisection humaine, XVI-XVIIIe siècles », in *Histoire, médecine et santé* n° 2, Toulouse, Méridiennes, 2012, p. 110

[218] Celse, *De medicina libri octo*. Voir également la traduction et les commentaires de Mudry Philippe dans *De medicina*, Institut suisse de Rome, Rome, 1982, pp. 23 et 43-205

[219] Mandressi (Rafael), *Le Regard de l'anatomiste. Dissection et invention du corps en Occident*, Paris, Seuil, 2003

d'*humanité*. Qu'est-ce que l'humanité ? Sinon une disposition habituelle de cœur à employer nos facultés à l'avantage du genre humain. Cela supposé, qu'a d'inhumain la dissection d'un méchant ? Puisque vous donnez le nom d'*inhumain* au méchant qu'on dissèque, parce qu'il a tourné contre ses semblables des facultés qu'il devoit employer à leur avantage, comment appellerez-vous l'Erasistrate, qui surmontant sa répugnance en faveur du genre humain, cherche dans les entrailles du criminel des lumières utiles ? Quelle différence mettez-vous entre délivrer de la pierre un honnête homme, & disséquer un méchant ?...

Je souhaiterois que ce fut l'usage parmi nous d'abandonner [aux chirurgiens et anatomistes] les criminels à disséquer, & et qu'ils en eussent le courage. De quelque manière qu'on considère la mort d'un méchant, elle seroit bien autant utile à la société au milieu d'un amphithéâtre que sur un échafaud ; & ce supplice seroit tout au moins aussi redoutable qu'un autre[220] ».

Prenant à témoin l'affaire de l'archer de Meudon, Diderot propose même une sorte de contrat, par lequel un condamné à mort aurait la possibilité d'offrir – de son vivant – son corps à la vivisection, avec à la clé un improbable pardon en cas de survie : « Quant aux criminels, il n'y en a guère qui ne préférassent une opération douloureuse à une mort certaine ; & qui plutôt que d'être exécutés ne se soûmissent, soit à l'injection de liqueurs dans le sang, soit à la transfusion de ce fluide, & ne se laissassent ou amputer la cuisse dans l'articulation, ou extirper la rate, ou enlever quelque portion du cerveau, ou lier les arteres mammaires & épigastriques, ou scier une portion de deux ou trois côtes, ou couper un intestin dont on insinueroit la partie supérieure dans l'inférieure, ou ouvrir l'œsophage, ou lier les vaisseaux spermatiques sans y comprendre le nerf, ou essayer quelqu'autre opération sur quelque viscere[221] ». Nous reviendrons *infra* sur cette affaire.

---

[220] Diderot (Denis), *Anatomie,* in *Encyclopédie, ou Dictionnaire raisonné des Sciences, des Arts et des Métiers*, Tome I, Paris, Briasson David l'Aîné, le Breton, Durand, 1751, pp. 409-410

[221] Diderot (D.), « Anatomie », in *Encyclopédie, ou Dictionnaire raisonné des Sciences, des Arts et des Métiers*, Tome I, Paris, Briasson David l'Aîné, le Breton, Durand, 1751, p. 410

L'année suivante, le raisonnement de Diderot est repris avec enthousiasme par le philosophe et naturaliste Pierre Louis Moreau de Maupertuis (1698-1759) : « Il y a peu d'hommes condamnés à la mort qui ne lui préférassent l'opération la plus douloureuse, celle même où il y auroit le moins d'espérance... [Il ne faudrait pas se limiter] aux reins pierreux ou à des ulcères qui font souffrir aux femmes des maux affreux & jusqu'à ce jour incurables...

[On pourrait] se servir des criminels pour des connoissances d'une utilité plus éloignée. Peut-être feroit-on bien des découvertes sur cette merveilleuse union de l'ame & du corps, si l'on osoit en aller chercher les liens dans le cerveau d'un homme vivant. Qu'on ne se laisse point émouvoir par l'air de cruauté qu'on pourroit croire trouver ici. Un homme n'est rien, comparé à l'espèce humaine ; un criminel est encore moins que rien[222] ».

Ce plaidoyer pour une cruauté utile de la médecine la plus sombre apparaît encore quelques années plus tard, dans l'œuvre d'un autre encyclopédiste, le philosophe Jean le Rond d'Alembert (1717-1783). Ce dernier dédie un paragraphe de la troisième partie de ses *Réflexions sur l'inoculation*, à des *Exhortations aux médecins, et proposition au gouvernement.* Parmi celles-ci, il propose que « Dans celles de ces expériences qui pourroient paroître dangereuses, la Justice voulût bien abandonner à la médecine quelques malheureux condamnés à mort, qui trouveroient dans une pareille épreuve l'expiation de leurs crimes, sans que leur famille fût déshonorée, & souvent même la conservation de leur vie, devenue par ce moyen utile à l'État[223] ».

Pourtant, les empiriques contestaient vivement la pratique de la vivisection, pour deux raisons : d'abord, ils mettaient en avant l'altération produite par la mort : il n'était guère possible, selon eux, d'édifier la connaissance de l'homme vivant sur le corps

---

222 Moreau de Maupertuis (Pierre Louis), *Lettre sur le progrès des sciences. Utilités du supplice des criminels*, 1752, pp. 76-88

223 D'Alembert (J. R.), « Réflexions sur l'inoculation, à des Exhortations aux médecins, et proposition au gouvernement », in *Mélanges de littérature*, Tome V, Amsterdam, Zacharie Chatelain & fils, 1767, pp. 414 et 416

d'un homme mort, voire mourant. Car la vivisection achevait systématiquement le malheureux remis aux médecins, et s'apparentait alors à une dissection cadavérique. Le médecin et anatomiste bolonais Jacopo Berengario Da Carpi (1457-1530) insistait sur le fait que l'on pouvait, malgré tout, bien mieux connaître l'anatomie en incisant des vivants qu'en disséquant des cadavres : « Dico anatomiam in vivis esse necessariam[224] ».

L'autre argument avancé par les empiriques s'appuie sur cette face obscure de la médecine, déshumanisée et déshumanisante : « Le fait qu'on ouvre le ventre et la poitrine à des personnes vivantes, et qu'un art dont la mission est de veiller sur la vie humaine puisse infliger non seulement la mort, mais encore la mort la plus atroce qui soit, ajoute la cruauté à l'inutilité, du moment surtout que, parmi les choses qu'on cherche au prix de tant de férocité, certaines ne peuvent absolument pas être connues, tandis que d'autres peuvent l'être même sans qu'on recoure au crime...

Il n'est rien de plus absurde que de croire que chez un homme qui est en train de mourir, à plus forte raison quand il est déjà mort, est exactement comme lorsqu'il est vivant... Le résultat qu'obtient le médecin est d'assassiner sauvagement un homme, non pas de savoir comment sont nos organes internes quand nous sommes vivants[225] ».

En 1512, le médecin et anatomiste véronais Alessandro Benedetti (1452-1512) traduit bien la position humaniste des médecins de l'Italie de la Renaissance : « *Nocentes homines ex carcere acceptos vivos resecasse reges ipsos publicae saluti consulentes traditum est, ut spiritu etiam remanente naturae archana... At id religio nostra vetat, quoniam trucul entissimum est, vel carnifici horroris plenum... Haec barbari externique ritus qui excogitarunt faciant, qui ea piacula et ostenta adamant.*

224 Berengario Da Capri (Jacopo), *Commentaria cum amplissimus additionibus super Anatomiam Mundini*, Bologne, Girolamo de Benedetti, 1521

225 Celse, *De medicina libri octo*. Voir également la traduction et les commentaires de Mudry Philippe dans *De medicina*, Institut suisse de Rome, Rome, 1982, pp. 27, 29 et 41

At nos clementius, vivis parcentes, noxiorum cadaveribus intima atque naturae archana indagamibus[226] ».

Sans vouloir entrer dans des considérations par trop philosophiques, il convient de rappeler la position d'Emmanuel Kant, qui contestait cet amalgame entre justice et médecine : « Que doit-on penser du dessein suivant : conserver la vie à un criminel condamné à mort, s'il acceptait que l'on pratique sur lui de dangereuses expériences et se trouvait assez heureux pour en sortir sain et sauf, de telle sorte que les médecins acquièrent, ce faisant, un nouvel enseignement, précieux pour la chose publique ? C'est avec mépris qu'un tribunal repousserait le collège médical qui ferait une telle proposition ; car la justice cesse d'être une justice, dès qu'elle se donne pour un quelconque prix[227] ». Les médecins, avides de cadavres frais, n'ont probablement pas la même approche de la peine et de la justice.

On retrouve ce même intérêt du médecin pour le corps vivant, voire en fin de vie. En Chine par exemple, le médecin Qi-Lao profitait de la terrible peine du *lingchi*[228] pour réaliser des vivisections sur des criminels condamnés à être découpés en morceaux. Méthodique, il leur dénudait le foie et l'observait longuement, en même temps qu'il piquait ses points méridiens[229].

---

[226] « Il y a eu des rois qui, dans l'intérêt de la santé publique, disséquaient eux-mêmes des criminels pris dans les prisons [et donc pas nécessairement condamnés à mort] afin de pouvoir examiner, en présence de l'esprit vital, les mystères de la nature… Notre religion nous interdit une pratique aussi cruelle, horrible même pour un bourreau… Laissons donc cet usage aux barbares et aux étrangers qui l'ont inventé : ils aiment les brutalités et les monstruosités. Nous en revanche, plus cléments, épargnerons les vivants et chercherons les mystères et les profondeurs de la nature dans les cadavres des criminels » ; pour plus de détails, voir Benedetti Alessandro, *Historia corporis humani sive Anatomice*, Giovanna Ferrari, Florence, 1998, p. 98

[227] Kant (Emmanuel), *Métaphysique des mœurs, Doctrine du droit*, Paris, Vrin, 1796, p. 214

[228] En Chine, le *lingchi* (凌 遲), peine du découpage méthodique, remonte au début du Xe siècle, à la lointaine dynastie Liao (907-1125)

[229] Jacquemin (Jeannine), *Histoire de l'acupuncture en Chine. Des origines à la fin des Ming*, Communication présentée à la séance du 23

Calmement, il prenait des notes et réalisait des dessins, ce qui aurait contribué à développer l'acupuncture en Chine.

Les doublures

À la fin du moyen âge, les chirurgiens prennent l'habitude de tester des opérations délicates ou inédites sur des hommes vivants, afin de se préparer à accomplir l'acte dans les meilleures conditions. Il s'agit surtout pour le praticien d'assurer son geste, de trouver les endroits exacts où il doit trancher, et les organes à éviter. Ces tests grandeur nature permettaient également d'évaluer le degré de douleur de l'opération. Avec le recul, le chirurgien pouvait identifier les éventuelles séquelles.

Comme toujours, les condamnés à mort sont désignés en priorité pour servir de cobayes – nous aimons bien le mot « doublure », employé par le philosophe français Grégoire Chamayou[230]. Le plus souvent, on propose à un criminel de muer sa peine de mort en expérience médicale, avec à la clé la possibilité de survivre. En cas de survie, on promet la liberté, voire une somme d'argent.

En janvier 1474, l'affaire dite « de l'archer de Meudon » va faire un grand débat à Paris[231] : « Ung franc archier de Meudon[232] pres parit estoit prisonnier es prison de chastellet, pour occasion de plusieurs larrecins qu'il avoit faictes en divers lieux, & mesmement en leglise dudit meudon. Et pour lesditz cas & comme sacrilège, fut condemne a estre pendu & estrangle au gibet de paris, nommé montfaulcon, dont il appela en la court de parlement ou il fut mene pour discuter de son appel, par laquelle court & par son arrest fut ledist franc archier declaire avoir mal appele & bien jugie par le prevost de paris, par devers lequel fut renvoye pour executer sa sentence.

---

février 1985 de la Société Française d'Histoire de la Médecine, Paris, p. 119

230 Chamayou (Grégoire), *Les corps vils. Expérimenter sur les êtres humains aux XVIIIe et XIXe siècles*, Paris, La Découverte, 2008, pp. 67-69

231 Cette affaire, malgré des bases historiographiques fragiles, est incontournable dans la littérature médicale des XVIII-XIXe siècles

232 Aujourd'hui commune française située dans les Hauts-de-Seine

Et ce mesme jour fut remonstre au roy par les medecins & chirurgiens de ladicte ville que plusieurs & diverses personnes estoyent fort travaillez & molestez de la pierre colicque passion et maladie du coste, dont pareillement avoyt este fort moleste ledit franc archier. Et aussy desdites maladies estoit lors fort malade monsieur du Bocaige, et qu'il seroit fort requis de veoir les lieux ou lesdictes maladies sont concrees dedens les corps humains, laquelle chose ne pouvoit mieux estre sceue que inciser le corps d'ung homme vivant ce qui pouvoit bien estre fait en la personne dicelluy franc archier que aussy bien estoit prest de souffrir mort, laquelle ouverture & incision fut faicte au corps dudict franc archier.

Et dedens icelluy quis & regarde le lieu desdictes maladies. Et apres quilz eurent este vues fut recousu & ses entrailles remises dedens. Et fut par lordonnance du roy fait tres bien penser & tellement que dedens quinze jours apres il fut bien guery & eut remission de ses cas sans despens. & si luy fut donne avecques ce argent[233] ». La scène sera immortalisée en 1851 par le peintre d'histoire français Antoine Rivoulon, dans son œuvre *Première opération de la pierre faite en présence du roi Louis XI par Germain Colot au cimetière Saint Séverin, janvier 1474*.

C'est encore pour sauver un roi que l'on exécute des condamnés en juillet 1559. À cette occasion, André Vésale va même avoir l'occasion de pratiquer sa passion de la dissection en toute légalité : il est appelé en urgence au chevet du roi Henri II, gravement blessé lors d'un tournoi contre le compte de Montgomery. Un morceau de lance a traversé la visière du

---

[233] De Roye Jean, *Les croniques du tres chrestien et tres victorieux Loys de Valoys feu roy de France que Dieu absolve, unziesme de ce nom, avecques plusieurs austres advenues, tant en ce royaume de France comme es pays voisins depuis lan mil quatre cens LX jusques en lan mil quatre cens quatrevingts trois inclusivement*, Lyon, 1488. Pour plus de détails, voir Nutton (V.) et Nutton (C.), « The Archer of Meudon: A curious Absence of Continuity in the History of Medicine », in *Journal of the History of Medicine and Allied Sciences*, 58, 2003, pp. 401-427. Voir également l'introduction de Bernard de Mandrot à son édition du *Journal de Jean de Roye connu sous le nom de Chronique scandaleuse 1460-1483*, volume 1, Paris, Renouard, 1894, pp. IX-X

casque du roi, entrant par l'œil jusqu'au cerveau. On décapite précipitamment des condamnés à mort afin de remettre des têtes fraîches à Vésale. Ce dernier peut alors expérimenter, dans des conditions proches de la réalité, des techniques d'extraction d'éclats de bois[234].

Le médecin et lexicographe français Jean-Chrétien-Ferdinand Hœfer (1811-1878) écrit à ce propos : « Les chirurgiens anatomisèrent quatre têtes de criminels que l'on avait décapités en la Conciergerie du palais, contre lesquelles têtes on cognait le tronçon par grande force au pareil côté qu'il était entré dans celle du roi, mais en vain[235] ».

En 1581, le chirurgien Rousset conseillait d'expérimenter la « taille haute » sur un condamné à mort avant d'en cerner les limites[236]. De même, le chirurgien et anatomiste français Pierre Dionis avait imaginé, en 1708, trois manières différentes de réaliser « l'opération de la pierre », c'est-à-dire l'extraction des calculs rénaux. Hésitant entre les trois méthodes, il propose : « Avant que de lui donner la préférence sur les deux autres, il faut qu'elle soit confirmée par plusieurs expériences, dont la première se pourrait tenter sur quelque[237] criminel condamné à mort et qui aurait la pierre[238] ». Il est entendu que, si le condamné survit, il bénéficie alors de la grâce royale. Benjamin Samuel Carrard signale également, vers la fin du XVIIIe siècle, « des expériences utiles pour perfectionner la

---

234 En dépit des efforts de Vésale, le roi succombe à sa terrible blessure au bout de dix jours, dans d'atroces souffrances

235 Hœfer (Jean-Chrétien-Ferdinand), *Nouvelle biographie générale depuis les temps les plus reculés jusqu'à nos jours*, Tome XXIX, Paris, Firmin-Didot, 1858, p. 82

236 Rousset (François), *Traité nouveau de l'hystérotomotokie ou enfantement césarien,* chapitre VII, Paris, 1581; voir également Maltrait (P.), *Contribution à l'étude des traumatismes de la vessie*, Paris, Baillière, 1881, p. 13

237 Noter le peu de cas que l'on faisait de la vie humaine, s'agissant d'un criminel

238 Dionis (Pierre), *Cours d'opérations de chirurgie démontrées au Jardin royal*, Bruxelles, Claudinot, 1708, pp. 160-161

médecine et la chirurgie… et dont l'issue favorable entraînerait une commutation de la peine[239] ».

Une autre affaire de doublure fera grand bruit dans l'Angleterre du début du XVIIIe : en 1731, Henrietta Howard, Comtesse de Suffolk, atteinte de surdité, demande au premier chirurgien de la reine, William Cheselden (1688-1752), de la guérir. L'opération est délicate, car il s'agit de perforer le tympan. Le médecin fait un test concluant sur un chien, puis demande l'autorisation de perforer la membrane du tympan de Charles Ray, condamné à être pendu, lui-même atteint de surdité : « Un malfaiteur obtint une grâce à la condition de souffrir cette expérimentation, mais étant tombé malade de fièvre, l'opération fut retardée, un délai pendant lequel une telle clameur publique s'éleva contre celle-ci, que l'on pensa après coup qu'il convenait de l'interdire[240] ». N'ayant finalement pas été en mesure de guérir la comtesse de Suffolk, le chirurgien tombe en disgrâce. On l'accuse également d'avoir manigancé une mise en scène et d'avoir voulu sauver Charles Ray, qui n'était autre que son cousin[241].

Jusque vers la fin du XVIIIe siècle, la mort utile du criminel reste un thème d'actualité parmi les intellectuels les plus éclairés, les arguments mettant systématiquement en jeu le sort individuel et l'intérêt collectif[242]. L'écrivain français Nicolas-Edme Restif De la Bretonne (1734-1806) avait ainsi pris publiquement la défense d'un apothicaire de la rue de la Huchette à Paris, qui

---

239 Carrard (Benjamin Samuel), *De la jurisprudence criminelle*, Genève, 1785, Tome I, pp. 78-79 ; voir également Carbasse (Jean-Marie), *La peine de mort*, Paris, Presses Universitaires de France, 2002, p. 113

240 Cheselden (William), *The anatomy of the human body*, Londres, Bowyer, 1740, p. 306

241 Walpole (Horace), *The letters of Horace Walpole*, Londres, Bentley, volume I, 1857, p. CXXVIII ; Nichols (John), *Literary anecdotes of the Eighteenth Century*, volume IV, Londres, 1812, p. 621 ; voir également *Letters to and from Henrietta, Countess of Suffolk*, volume I, Londres, J. Murray, 1824, p. 310

242 Mandressi (R.), « Les limites du cadavre. La tentation de la vivisection humaine, XVI-XVIIIe siècles », in *Histoire, médecine et santé* n° 2, Toulouse, Méridiennes, 2012, p. 129

proposait de livrer aux étudiants en médecine « le cadavre des criminels et les corps des gens convaincus ». L'apothicaire se plaignait à Restif de la Bretonne en ces termes : « [J'ai] proposé, dans un petit mémoire, de donner à l'amphithéâtre public, certains scélérats vivants à la nation, dont ils ont été le fléau : mais on m'a éconduit avec horreur, comme un anthropophage[243] ».

En cette fin de XVIIIe siècle, le philosophe français Donatien Alphonse François de Sade, (1740-1814), qui partage ce point de vue quelque peu extrême, va donner à la vivisection une dimension sadienne, faisant basculer encore un peu plus la médecine dans son côté le plus obscur. Auprès du grand public, la vivisection, la dissection même, sont de plus en plus considérées comme des actes contre nature, reflétant le côté le plus obscur de la chirurgie et de l'anatomie renaissantes. La Révolution gronde...

Morts et mourants

Même les mourants ont fait l'objet d'expériences sordides de la part de leurs propres médecins. En effet, à partir du moment où plus rien n'est possible pour sauver un patient, ce dernier bascule du statut de malade à celui de quasi-mort. Et cela va légitimer toutes les tentatives de résurrection, même les plus barbares, puisque désormais il n'y a plus rien à perdre.

Au milieu du XIXe siècle, le dermatologue français Pierre François Olive Rayer (1793-1867) avait ainsi avoué devant ses confrères de l'Académie des Sciences de Paris qu'il avait brûlé des malades agonisants, au moyen d'un marteau de Mayor[244] chauffé au rouge, dans le but improbable de les ranimer ou

[243] Restif De la Bretonne (Nicolas-Edme), *Les nuits de Paris*. Pour plus de détails, voir Baruch (Daniel), *Paris le jour, Paris la nuit*, Paris, Robert Laffont, 1990, p. 678

[244] Marteau de tapissier plongé dans de l'eau bouillante, que l'on posait à travers un linge, à la pointe du cœur vers le côté gauche, pendant une à deux secondes. On l'appliquait parfois sur la peau au creux de l'estomac. Le contact était rapide et provoquait un réflexe stimulé par le nerf phrénique

prolonger leur vie[245]. On peut toutefois penser que le médecin souhaitait plutôt tester la résistance des organismes encore vivants au feu. Son acte sera d'ailleurs qualifié « d'expérience empreinte assurément de quelque barbarie[246] ».

Le neurologue français Guillaume-Benjamin Duchenne[247] (1806-1875) avait également mené des expériences sur des mourants et les note dans une publication : « Sur plusieurs sujets agonisants et atteints d'affections chroniques, chez lesquels se montraient les phénomènes d'asphyxie qui précèdent la mort, j'ai pratiqué la faradisation[248] des nerfs phréniques pendant huit à dix minutes, dans l'espoir de prolonger leur existence[249] ». En 1840, un autre neurologue français, Charles-Édouard Brown-Séquard (1817-1894) pratique des transfusions expérimentales sur des malades en phase terminale, dans le but annoncé de les sauver.

Ces expériences caractéristiques du XIXe siècle sont systématiquement faites dans le cadre de tentatives de dernier recours pour sauver les malades, avec la bénédiction de la direction générale des hôpitaux. Elles s'apparentent pourtant bien plus à d'obscures alchimies, les mourants brutalisés dans leur agonie étant considérés comme de simples cobayes. Cette situation rappelle les pratiques d'ancien régime, qui consistaient à mener des expériences sur des criminels condamnés à mort.

Condamné par la justice ou condamné par la maladie, l'Homme n'est guère plus qu'un corps offert au médecin. L'historienne française Anne Carol écrit à ce sujet : « Dans l'esprit de nombreux médecins, flotte l'idée plus ou moins explicite que les soins accordés gratuitement aux pauvres supposent une contrepartie : celle de la subordination de leurs

---

245 Rayer (P. F. O.), *Rapport sur le concours,* in *Comptes rendus de l'Académie des Sciences de Paris*, 1848, p. 571

246 Anonyme, *Journal de médecine et de chirurgie pratiques*, 1847, p. 486

247 Plus connu sous le nom de Duchenne de Boulogne, fondateur de la neurologie

248 Procédé développé par Duchenne de Boulogne, consistant en une application médicale de l'électricité d'induction

249 Duchenne (G. B.), *Note sur la respiration artificielle par la faradisation des nerfs phréniques,* in *Union médicale*, Paris, 1855, p. 151

corps, morts ou encore vifs, aux progrès de la science[250] ». C'est probablement suite à l'excès d'expériences pratiquées sur ces morts-vivants que le Conseil général des hospices de Paris publie, dès 1825, un arrêté rappelant l'interdiction des expérimentations humaines[251].

On a parfois du mal à discerner entre l'acharnement thérapeutique du médecin et sa volonté d'expérimenter de nouvelles thérapies. Au milieu du XIXe siècle, le médecin français Pierre Adolphe Piorry[252] (1794-1879) a consacré de nombreux travaux sur l'agonie et la mort apparente, au terme desquels il dénonce lui aussi ces « supplices tels que la civilisation et l'humanité ne permettraient pas d'en frapper les criminels, par exemple l'application d'une pelle brûlante aux pieds, des cautères sur la colonne vertébrale, des opérations horriblement pénibles, etc.

C'est l'humanité, ce sont la science, l'intelligence et la raison, qui doivent dans de tels cas décider de la conduite du médecin et non un espoir qui conduit à troubler par des tentatives absurdes, inutiles et propres seulement à accélérer par la souffrance et le désespoir la déplorable fin de l'existence du malade[253] ».

Dans ces obscures expériences sur des morts-vivants, certains médecins – et non des moindres – vont aller jusqu'à anticiper la mort du patient. Même l'illustre Claude Bernard (1813-1878) avoue sa justification des expériences menées sur des êtres encore vivants[254], afin d'observer les résultats une fois la mort survenue :

---

250 Carol (Anne), *Les médecins et la mort*, Paris, Flammarion, 2004, p. 90

251 Conseil général des hospices de Paris, *Arrêté du 19 octobre 1825*, Paris

252 Il affectionnait la création de néologismes médicaux, et on lui doit notamment les termes, encore d'usage aujourd'hui, de toxine, toxémie ou septicémie

253 Piorry (Pierre Adolphe), *Mémoire sur l'agonie*, 1875, p. 7

254 Les expériences menées par Claude Bernard sur des animaux vivants lui vaudront de graves problèmes familiaux : sa première épouse Fanny Martin est devenue une militante passionnée de la cause animale et de la jeune Société Protectrice des Animaux, ce qui contribue largement à son divorce. Ses filles Jeanne-Henriette et Marie-Louise ne verront que très peu leur père et, restées célibataires, consacrent leur vie au soin et

« Je considère comme très utile à la science et comme parfaitement permis de faire des recherches sur les propriétés des tissus aussitôt après la décapitation chez les suppliciés. Un helminthologiste[255] fit avaler à une femme condamnée à mort des larves de vers intestinaux, sans qu'elle le sût, afin de voir après sa mort si les vers s'étaient développés dans ses intestins[256] ».

Claude Bernard fait ici référence à un obscur confrère, le médecin allemand Gottlieb Heinrich Friedrich Küchenmeister (1821-1890), connu pour ses recherches *in vivo* sur *Taenia solium*[257]. L'expérience, inédite, est décrite par le médecin français Casimir Joseph Davaine (1812-1882) : « Une femme, condamnée à mort, a pris dans du boudin et du potage, à son insu, successivement 12, 18, 15, 12, 18 cysticerques ladriques[258], à des époques correspondantes à 72, 60, 36, 24 et 12 heures avant l'exécution. Ces cysticerques provenaient d'un cochon tué quatre-vingt-quatre heures avant l'administration des 12 premiers vers... L'autopsie fut faite quarante-huit heures après l'exécution : on trouva dans le duodénum quatre jeunes ténias qui tous avaient encore sur la tête une ou deux paires de crochets[259] ».

Médecine blanche, médecine noire ? Même en cette fin de XIXe siècle, il semblerait qu'il existait un courant de médecine obscurantiste, prônant l'absence de respect du corps humain, et ne reconnaissant aucune limite dans la recherche médicale. Les grands noms de la médecine, professeurs les plus réputés d'Europe, ne semblaient pas gênés outre mesure par des expériences menées sur des vivants à leur insu, encore moins sur des morts.

à l'accueil d'animaux dans leur maison de Bezons en compensation des animaux sacrifiés par leur illustre père

255 Biologiste spécialisé dans l'étude des helminthes, petits vers parasites

256 Bernard (Claude), *Introduction à l'étude de la médecine expérimentale*, Paris, Flammarion, 1966, p. 52

257 Tenia du porc

258 Larve du tenia

259 Davaine (Casimir Joseph), *Traité des entozoaires et des maladies vermineuses de l'homme et des animaux domestiques*, Paris, Baillière, 1877, p. 911 ; voir également Grmek (Mirko), *Le legs de Claude Bernard*, Paris, Fayard, 1997, pp. 399-400

Chapitre VII
LE CRIMINEL

Nous avons eu l'occasion de le constater, le corps humain est précieux pour le médecin, au point que les étudiants en médecine, mais également les médecins chevronnés, n'hésitaient pas à verser dans l'illégalité pour obtenir, qui un cadavre, qui un foie, ou même un fragment d'os.

Certes, c'est là un côté obscur de la médecine, mais on peut tout de même comprendre que la soif de connaissances puisse conduire à de tels actes, d'autant plus que, il faut le reconnaître, l'anatomie n'aurait probablement jamais progressé sans la profanation de ces cadavres. Ce que l'on a plus de mal à admettre, c'est de voir le médecin verser dans le crime le plus abject, sans mobile scientifique. Et certains crimes sont intrinsèquement liés à la profession médicale.

La contraception clandestine

La clandestinité n'a guère épargné la médecine : en effet, comme pour d'autres professions, le médecin a été sollicité pour exercer son art en secret, pour échapper à la justice ou simplement parce que la société rejetait certains de ses actes. Parfois même, le praticien choisit de son plein gré de s'installer dans la clandestinité. La contraception, notamment, va fournir un terrain privilégié pour la médecine illégale.

L'avortement et la contraception ont de tout temps fait l'objet de grands débats dans les sociétés : pour les uns, la procréation était de nature divine, et il était hors de question pour l'Homme d'intervenir de quelque manière que ce soit. Pour les autres au contraire, il était normal de contrôler les naissances, pour faire de beaux enfants, ou en avoir un nombre idéal. La callipédie[260], l'eugénisme encourageaient ces pratiques, au point que de nombreux médecins, par cupidité ou par conviction, pratiquaient des actes d'avortement ou de stérilisation d'une manière clandestine.

La vasectomie[261], par exemple, offrait un large champ d'action à la médecine clandestine, comme le souligne l'historienne suisse Élodie Serna : « L'insubordination à l'injonction de procréation a trouvé à s'allier à l'insubordination au pouvoir médical. La potentialité subversive du geste est incarnée en deux éléments, deux figures qui ne sont plus patient et médecin, mais complices hors-la-loi. Parmi eux figurent des praticiens de deux sortes : des médecins reconnus qui opèrent dans la clandestinité, et des non-médecins qui maîtrisent la technique de la vasectomie – comme d'autres maîtrisent discrètement celles de l'avortement[262] ».

L'Autriche des années 1930 va connaître une succession d'affaires retentissantes impliquant des médecins dans des actes de vasectomies clandestines. Tout commence dans la ville de Graz en novembre 1929, lorsqu'un certain Docteur Schmerz est accusé d'avoir stérilisé plus de cinq cents employés des chemins de fer : « La peine infligée au professeur Schmerz, symbolique puisqu'aucun texte n'existe, suscite un grand meeting de protestation le 26 novembre 1929. Cependant, sa pratique est loin de faire l'unanimité et son nom est rayé de l'Association des médecins allemands-autrichiens : ses opérations menacent l'avenir de la nation et s'opposent à l'éthique médicale allemande.

Les réactions des confrères de Schmerz sont parfois vives : « Il n'existe pas une injure plus grande pour un Allemand que de s'entendre dire qu'il n'est pas un homme ! Pour cette raison

---

260 Art de faire de beaux enfants ; voir Fischer Jean-Louis, *L'Art de faire de beaux enfants*, Albin Michel, paris, 2009

261 Stérilisation masculine

262 Serna (E.), « Médecine clandestine et vasectomie volontaire », in *Histoire, médecine et santé n°4. Santé en chiffres*, Toulouse, Méridiennes, 2013, p. 97

aucun Allemand ne se laissera déposséder de sa virilité ![263] », profère le Dr Jerzabeck. Pourtant, la demande persiste et Schmerz continue à stériliser. Malgré cette première condamnation, il est arrêté encore à deux reprises en 1933 et en 1934[264] ».

En 1932, d'autres affaires éclatent, liées entre autres à l'Union des socialistes antiautoritaires, dont fait partie le théoricien anarchiste Pierre Ramus[265], fondateur du Comité anarchiste de défense du droit de la vasectomie en Autriche. Dans cette affaire, tant les médecins que les patients agissant d'une manière clandestine sont arrêtés. En mai 1934, Ramus et dix-huit de ses camarades sont même condamnés aux travaux forcés[266].

L'empoisonneur

Depuis l'antiquité, les esclaves et les captifs servaient à l'expérimentation des drogues et des médicaments. Examinons, à titre d'exemple, la correspondance entre le roi assyrien Assarhaddon[267] et son médecin particulier Abad-Shum-Usur : « Comme mon maître et seigneur me l'avait ordonné, je l'ai donné à boire à un esclave. Plus tard, le prince pourra lui-même le boire...[268] ». Ces pratiques expliquent en partie l'excellente connaissance qu'avaient les médecins mésopotamiens de drogues puissantes, telles que l'opium, la mandragore, la belladone, la jusquiame ou le chanvre indien.

---

263 Soulignons que la question de la virilité semble poser davantage de problème que la clandestinité de l'acte

264 Serna (E.), « Médecine clandestine et vasectomie volontaire », in *Histoire, médecine et santé n°4. Santé en chiffres*, Toulouse, Méridiennes, 2013, pp. 97-98 ; voir également Bartosek (Norbert), *La stérilisation sexuelle. Son importance eugénique, médicale, sociale*, Bruxelles, Pensée et action, 1936, pp. 12-36

265 De son vrai nom Rudolf Grossmann (1882-1942), militant anarchiste et pacifiste autrichien

266 *Communiqué du Comité Anarchiste de Défense du Droit de la Vasectomie en Autriche*, 26 décembre 1932, fonds Ramus 239

267 Roi d'Assyrie de 680 à 669 avant J.-C., de santé fragile

268 Thorwald (Jürgen), *Histoire de la médecine dans l'antiquité*, Paris, Hachette, 1966, p. 169

L'histoire abonde en exemples où les princes expérimentaient les produits toxiques, et même certaines techniques martiales, sur leurs esclaves[269]. Ce que l'on sait moins, c'est dans quelle mesure les condamnés à mort servaient de tels desseins.

Bien souvent, la peine de l'empoisonnement a été détournée de sa fonction originelle. En effet, on s'est rendu compte que la mort – ou la survie – d'un homme condamné au poison pouvait rendre de grands services, au-delà de sa simple élimination. Les tyrans, souvent friands de poison, avaient ainsi la possibilité de réaliser des expériences et déterminer les doses idéales de poison. Les hommes de science voyaient également là une occasion unique de tester les médicaments et en particulier les contre-poisons.

Cléopâtre avait ainsi mis en place une véritable procédure, lui permettant de tester toutes sortes de poisons mortels sur des condamnés à mort. Plutarque écrit à son propos : « Cléopâtre rassemblait toutes sortes de poisons mortels et, pour savoir lequel était le moins douloureux, elle les faisait prendre à des prisonniers condamnés à mort. Quand elle se fut aperçue que ceux dont l'effet est prompt causent une mort non moins douloureuse que rapide, et que les poisons doux n'agissent que lentement, elle essaya le venin des serpents ; elle le fit appliquer sous ses yeux, de différentes espèces à différents individus, et elle renouvelait chaque jour ces expériences[270] ». En 1887, le peintre académique français Alexander Cabanel va immortaliser le cynisme de la reine, dans son tableau *Cléopâtre essayant des poisons sur des condamnés à mort*[271].

C'est dans le même esprit que, à Venise, le Conseil des Dix testait l'efficacité de ses poisons sur les condamnés à mort[272]. Dans les années 1520, de telles exécutions-expériences auraient

[269] Dans l'Inde antique, certains princes sacrifiaient leurs esclaves pour identifier avec précision les points vitaux du corps humain ; cela donnera naissance aux arts martiaux japonais

[270] Plutarque, *Vie d'Antoine*, chapitre LXXX

[271] Aujourd'hui conservé au Koninklijk Museum voor Schone Kunsten, à Anvers

[272] Lamansky (Vladimir Ivanovich), *Secrets d'État de Venise. Documents, extraits, notices et études*, New York, Burt Franklin, 1968

même eu lieu à Rome et à Venise, parfois même en présence du pape Clément VII[273].

Ces expériences sur les condamnés, qui se faisaient le plus souvent avec la complicité d'un médecin, avaient pour but d'identifier les meilleurs poisons, ceux qui tuaient discrètement sans laisser de traces, ou en cas de suicide, ceux qui ôtaient la vie rapidement et sans douleur.

C'est dans un tout autre esprit que, au XVIe siècle, des poisons étaient testés sur les condamnés à mort. Les médecins s'adressaient ainsi au Roi pour obtenir que les condamnés à mort le soient par empoisonnement, afin de pouvoir tester sur eux des antidotes, le but final étant de mettre au point des contrepoisons ou des médicaments efficaces. On promettait alors au condamné la vie sauve s'il survivait à son empoisonnement.

Le plus souvent, le malheureux mourait dans des convulsions horribles. C'est ainsi que le Professeur d'anatomie de Pise, Gabriel Fallope, avait obtenu du Grand-duc de Toscane la permission de tester des poisons sur un criminel condamné à mort. Ce dernier ayant une fièvre quarte[274], Fallope lui administra plusieurs doses d'opium afin de mesurer son effet sur les paroxysmes. Le patient expira lors de l'administration de la deuxième dose.

Au XVIe siècle toujours, le chirurgien Ambroise Paré témoigne du cas d'un cuisinier condamné à mort, et qui avait accepté d'avaler du bézoard[275] après avoir ingurgité un poison,

---

[273] Lewin (Louis), *Traité de toxicologie*, Octave Doin, 1903, p. 7

[274] Fièvre intermittente au cours de laquelle les épisodes d'hyperthermie réapparaissent le quatrième jour

[275] Du persan *pādzahr* (qui préserve du poison). Sorte de boule formée dans l'estomac des ruminants, appelée également « pierre de fiel » ou « perle d'estomac », réputée pour ses propriétés antipoison, au même titre que la « corne de licorne ». Transmis à l'Occident par la littérature médicale arabe et persane, le bézoard était souvent mentionné dans les écrits médicaux européens du XVe siècle. Objet de méfiance et de curiosité scientifique, ses propriétés toxicologiques ont été vainement testées jusque vers le milieu du XVIIIe siècle. Pour plus de détail, voir Stark Marnie P., *Mounted bezoar stones, Seychelles nuts, and rhinoceros horns: decorative objects as antidotes in early modern Europe*, in *Studies in the decorative arts,* Volume 11, n° 1 (automne-

au lieu d'être pendu : « [Je] trouvais le pauvre cuisinier à quatre pieds, cheminant comme une bête, la langue hors de la bouche, les yeux et toute la face flamboyante, désirant toujours vomir, avec grandes sueurs froides, et jetait le sang par les oreilles, nez, bouche, par le siège et par la verge… [Il] mourut misérablement, criant qu'il eut mieux valu être mort à la potence[276] ». Le but de l'expérience était de vérifier les propriétés curatives du bézoard, et il faut reconnaître que, malgré tout, tels résultats permettaient de faire avancer la pharmacie, encore balbutiante à l'époque.

Dans quelques cas enfin, les exécutions-expériences servaient doublement les desseins de la justice : en plus de châtier le condamné, on pouvait faire avancer des enquêtes sur des crimes commis par d'autres criminels. C'est ainsi que, en 1712, Fénelon suggère au Roi de « faire des expériences sur des criminels condamnés à mort[277] » afin de vérifier les propriétés de certaines substances suspectées d'avoir servi à l'empoisonnement du Duc de Bourgogne.

Il y a toutefois des formes de déviance encore plus obscures, pour lesquelles l'indulgence n'est absolument plus de mise : il s'agit du trafic des organes humains.

Le trafic d'organes

Cette expression désigne aujourd'hui l'exercice illégal du commerce d'organes humains. Concrètement, il s'agit de prélever, sans les détruire, des organes ou tissus humains, sur des personnes vivantes ou à peine décédées, en vue de leur transplantation. La participation active d'un chirurgien est nécessaire, à tous les stades du processus : le prélèvement, la conservation, le transport éventuel, jusqu'à la phase décisive de la réimplantation.

---

hiver 2003-2004), pp. 69-94 ; voir également *Le Parfaict ioaillier, ou Histoire des pierreries*, Livre II, chapitres CXCI-CXCIV, pp. 463-478

[276] Paré (Ambroise), *Œuvres, Livre XXI, Des venins*, Chapitre XLIV, p. 507

[277] Fénelon, *Mémoire sur les précautions et les mesures à prendre après la mort du Duc de Bourgogne (1712), Œuvres de Fénelon*, tome XXII, Paris, Lebel, 1824, p. 600

Les enjeux financiers sont très importants, et mettent en présence deux populations que tout oppose : d'une part des individus misérables mais en bonne santé, et de l'autre des individus riches et malades. L'absence de scrupules caractérise l'ensemble de la chaîne, du donneur plus ou moins consentant, au receveur, en passant par les médecins intermédiaires. On ne connaît pas l'ampleur exacte du trafic d'organe dans le monde, mais l'OMS estime que 5 % à 10 % des greffes d'organes réalisées dans le monde se feraient aujourd'hui dans un contexte de commerce international clandestin.

Le trafic d'organes prend sa source auprès des populations vulnérables et pauvres, le plus souvent dans les pays en développement.La Chine, l'Inde, le Pakistan, l'Égypte, le Brésil, les Philippines, la Moldavie et la Roumanie constituent aujourd'hui les plaques tournantes de ce commerce illégal. Les pays riches, comme l'Australie, le Canada, les États-Unis, les pays de l'Union européenne, Oman, l'Arabie Saoudite et le Japon sont les principaux pays importateurs d'organes[278].

Dans certains pays, comme la Malaisie ou l'Inde, un véritable tourisme de transplantation s'est développé d'une manière insidieuse (voir carte en annexe) : des patients fortunés se rendent dans des pays où la législation contre la vente ou l'achat d'organes n'existe pas, ou bien est mal contrôlée, et dans lesquels des jeunes personnes en bonne santé, démunies et vulnérables, deviennent une source d'organes pour des patients riches.

Le marché – n'ayons pas peur des mots – est dominé par les reins, pour deux raisons : d'abord, un individu peut vivre en plus ou moins bonne santé avec un seul rein. Par ailleurs, il s'agit là de l'organe qui se prête le mieux aux transplantations, même si les distances sont grandes entre le donneur et le receveur. C'est ainsi que, sur les 70000 reins transplantés chaque année à travers le monde, environ 10 % sont issus du trafic mafieux. Les autres organes échangés sur les marchés clandestins sont le foie (5 % des organes échangés), le cœur (4 %), le poumon (2 %) et le pancréas (0.15 %).

---

278 Scheper-Hughes (N.), « Prime numbers: organs without borders », in *Foreign Policy*, 2005, pp. 29-31

Les médecins sont au cœur de ce trafic, car leur expertise est nécessaire, à plusieurs niveaux[279] : ils doivent vérifier l'état de santé du donneur et la qualité des organes à prélever, s'assurer de la compatibilité entre le donneur et le receveur, prélever l'organe, assurer sa conservation pendant le transport, puis en fin de chaîne greffer l'organe sur le receveur, tout en vérifiant l'absence de rejet. Généralement, plusieurs médecins assurent ces différentes tâches. Il arrive toutefois souvent qu'un même médecin assure toute la chaîne, dans une simple cabane au fond de la forêt amazonienne, ou dans un bidonville du Kerala.

Le trafic d'organe est probablement le seul crime qui soit spécifiquement adapté à la formation du médecin. D'ailleurs, les réseaux mafieux sont bien souvent dirigés par des médecins, aux surnoms fantasques : « Docteur Horreur », alias Amit Kumar, aurait ainsi prélevé 600 organes sur des paysans indiens, par la force ou contre une misérable compensation financière, jusqu'à son arrestation au Népal le 7 février 2010.

Autre exemple sinistre, « Docteur Frankenstein », de son vrai nom Yusuf Erçin Sönmez, avait longtemps officié entre le Kosovo et l'Azerbaïdjan, avant d'être arrêté en 2011 à Istanbul, à la suite d'un mandat d'arrêt international émis par Interpol.

Le maquillage d'esclaves

Tout au long de la traite atlantique, les chirurgiens de bord étaient largement sollicités pour masquer les imperfections des captifs, à leur arrivée sur les marchés aux esclaves américains. En particulier, les médecins de marine étaient passés maîtres dans l'art de gommer les traces laissées par la dysenterie. Lorsque des captifs atteints du mal sont encore vivants lors du débarquement, le chirurgien leur introduisait au fond de l'anus un tube de bois ou d'acier pour bloquer leurs défécations

---

[279] Domínguez-Gil (B.), « Lutter contre le trafic d'organes », in *Pratiques*, 80, janvier 2018

sanguinolentes caractéristiques du mal[280]. De la graisse permettait d'introduire l'appareil profondément, sans laisser de traces visibles. Les acheteurs peu avisés ne se rendaient pas toujours compte de l'escroquerie et acquéraient le pauvre bougre, qui rend l'âme au bout de quelques jours, l'infâme appareil ayant accéléré la destruction de ses intestins malades.

Le Docteur britannique Alexander Falconbridge[281], qui servit en tant que chirurgien dans quatre *middle passage*[282] entre 1780 et 1787, décrit d'une manière un peu gênée le stratagème employé : « On m'a assuré qu'un capitaine de Liverpool se vantait d'avoir attrapé quelques juifs par le stratagème affreux que nous allons, non pas décrire, mais indiquer suffisamment. On se disposait à débarquer un lot d'esclaves fortement attaqués de dyssenterie ; il ordonne au chirurgien de leur… Ainsi préparés, on les met à terre, on les transporte au lieu ordinaire de la vente, ou, comme ils sont hors d'état de se tenir sur les jambes, si ce n'est quelques minutes, on leur permet de s'assoir.

Les juifs qui les visitent, les font mettre debout… et quand ils ne s'aperçoivent pas du symptôme ordinaire, en considèrent l'absence comme un indice de guérison prochaine. Ici, comme on avait fait ce qu'il fallait pour empêcher momentanément ce symptôme de paraître, le marché fut conclu, et la vente eut lieu. Mais l'erreur ne pouvait durer longtemps. Les infortunés ne pouvant supporter l'horrible douleur que leur causait à l'anus l'appareil employé, force fut de tout ôter, et les acheteurs furent

---

280 Bouhdiba (Sofiane), *Gorée, porte sans retour. La mortalité des captifs à bord des navires négriers*, Paris, L'Harmattan, 2014, pp. 125-130

281 Repenti après sa rencontre avec l'abolitionniste Thomas clarkson, il devient un membre assidu de l'Anti-Slavery Society et publie en 1788 *An Account of the Slave Trade on the Coast of Africa*, et témoigne en 1790 devant le comité de la chambre des communes. En 1791, il fut mandaté en Sierra Leone par l'Anti-Slavery Society pour y réorganiser la colonie d'esclaves libres de Granville Town. La mission échoue et Falconbridge sombrera peu à peu dans l'alcoolisme

282 Traversée de l'Océan atlantique, de l'Afrique vers les Amériques

bientôt convaincus de l'exécrable maquignonnage dont ils avaient été les dupes[283] ».

La contrefaçon des médicaments

Les apothicaires, pharmaciens, épiciers et autres fournisseurs de médicaments contribuaient également à une médecine obscure. En effet, jusqu'au XVIIe siècle, la préparation des médicaments était des plus aléatoire, et se prêtait à toutes sortes de crimes.

Jean-Charles Sournia écrit à propos de la pharmacie d'ancien régime : « D'une façon générale, il n'existe aucune codification en ce qui concerne la préparation des médicaments ; pas davantage de contrôle ou de règlements émanant d'une quelconque autorité ou du pouvoir royal. Chaque apothicaire fabrique ses mélanges en fonction de critères qui lui sont propres ou qui se fondent sur des traditions locales. Des médecins se joignent aux herboristes pour vendre des potions « miraculeuses » sur les champs de foire. Ces méthodes jettent le discrédit sur la thérapeutique médicamenteuse, suscitant les sarcasmes des uns et le scepticisme des autres[284] ».

Même lorsque les premières réglementations sur les médicaments sont mises en place, les pharmaciens n'hésitent pas à se lancer dans la contrefaçon des médicaments. Aujourd'hui, la situation devient incontrôlable, car les pseudo-pharmaciens mettent à profit la formidable machine Internet pour promouvoir et distribuer des « pipis de chat[285] », voire des produits dangereux.

Aux origines de la médecine, l'homme de l'art préparait lui-même les onguents et drogues qu'il jugeait nécessaires. La spécialisation des métiers et l'émergence de la figure de

---

283 Buxton (Thomas Fowell), *The African slave trade and its remedy*, Londres, 1840, p. 203

284 Sournia (Jean-Charles), *Histoire de la médecine et des médecins,* Paris, Larousse, 1991, p. 282

285 Expression populaire chez les médecins, désignant une substance sans principe actif, une sorte de placebo. Notons que ces produits peuvent avoir un effet psychologique bénéfique, quoique limité, sur le patient

l'apothicaire va alors entraîner des actes répétés de contrefaçon de médicaments. Pourtant, la contrefaçon existait déjà depuis l'antiquité romaine, comme le précise le physicien français Jean de Maleissye : « Par paresse ou incompétence, beaucoup de médecins préféraient se fournir directement en drogues élaborées par d'autres, entraînant ainsi l'apparition de contrefaçons qui s'écoulaient à Capoue ou sur d'autres places ! La victime était évidemment le malade condamné à la consommation de remèdes contrefaits, avariés ou au mieux inefficaces[286] ».

Beaucoup de médecins antiques mettaient en garde dans leurs ouvrages contre les contrefaçons. Le médecin grec Pedanius Dioscoride (30-90) par exemple, invite à prendre garde contre les imitations de *Sefeli cretoys*, herbe prescrite pour favoriser la mixtion et le flux menstruel : « ...prendre garde aux officines, car il y en a du falsifié autant ou plus que du bon[287] ».

Pline l'Ancien met également en garde contre les imitations locales du *lycion*[288] originaire des indes : « Il croît en Thessalie, sur le mont Pélion, un arbre épineux nommé de même que celui des Indes et dont on se sert pour falsifier le lycion. On emploie aussi, à cet effet, la racine d'asphodèle[289], le fiel de bœuf, l'absinthe, le sumac[290]. La bonté du lycion se connaît quand il est écumeux[291] ». Le lycion faisait l'objet de marchés parallèles, car il était rare, comme le précise le numismate français Joseph-François Tochon d'Annecy : « On ne le falsifiait sans doute que

---

[286] De Maleissye (Jean), *Histoire du poison*, Paris, François Bourin, 1991, p. 152

[287] Pedanius (Dioscoride), *Les Six Livres de Pedacion Dioscoride d'Anazarbe de La Matiere Medicinale: Translatez de Latin en Francois*, Lyon, 1553

[288] *Lycium barbarum*, arbrisseau de la famille des Solanacée, connu pour ses propriétés anti-oxydantes

[289] *Asphodelus albus*, plante herbacée vivace de la famille des *Liliaceae*

[290] *Rhus,* arbuste de la famille des *Anacardiacées*, sumac en Arabe. Riche en tanin, il est réputé pour ses vertus anti-oxydantes

[291] Pline l'Ancien, *Histoire naturelle*, tome IV, traduit du latin par Ajasson de Grandsagne, Packoucke, 1833

parce qu'il était précieux et qu'il était difficile d'en trouver de véritable[292] ».

Le médecin arabe Ibn al Jazzar propose même quelques astuces pour distinguer le vrai du faux. À propos du précieux baume de Judée[293], il écrit par exemple : « On laisse tomber quelques gouttes de baume sur un morceau de tissu en laine ; on lave ce tissu : il ne doit alors subsister aucune trace de baume ; sinon, c'est la preuve que ce baume est falsifié. Deuxième essai : on fait tomber des gouttes de baume dans l'eau. Si le baume est pur, il se dilue dans l'eau et forme rapidement « comme du lait ». Quant au baume falsifié, il surnage comme de l'huile, puis se disperse sous forme de globules[294] ».

Ambroise Paré a également dénoncé l'abus des apothicaires qui vendaient de la poudre de corne de rhinocéros ou de cerf en prétendant qu'il s'agissait de licorne. Pour appuyer ses arguments, il allait jusqu'à réfuter l'existence de l'animal, s'attirant les foudres de l'Église – car la licorne est mentionnée dans la Bible[295]. Paré sera alors forcé de déclarer y croire, « non seulement en la terre, mais aussi en la mer[296] ».

La situation n'a pas beaucoup changé aujourd'hui. On estime ainsi que 10 % des médicaments en circulation dans le monde sont des contrefaçons. Dans de nombreux pays africains, cette part peut dépasser 50 %. En effet, nous avons eu l'occasion de visiter de nombreux marchés en Afrique de l'Ouest ou en Afrique de l'Est, où les médicaments « chinois »

---

[292] Tochon d'Annecy Joseph-François (1772-1820), *Dissertation sur l'inscription grecque laconos aykion, et sur les pierres antiques qui servaient de cachets aux médecins oculistes*, La Garde et Michard, 1816

[293] *Commiphora opobalsamum*, arbre originaire du sud de l'Arabie, dont la résine sert à cicatriser les plaies et à calmer les maux d'intestin et d'estomac

[294] Jazi (R.), « Millénaire d'Ibn al Jazzar, pharmacien maghrébin, médecin des pauvres et des déshérités », in *Revue d'histoire de la pharmacie*, volume 74, n° 269, 1986

[295] Dans le Psaume 22 par exemple, David demande à Dieu de « le garantir de la gueule des lions et de la force des licornes »

[296] Paré (Ambroise), *Discours de la momie et de la licorne*, Paris, Gallimard, 2011

sont vendus à l'unité, le plus souvent sans emballage, sans notice, sans date de péremption. Par ailleurs, et malgré les législations interdisant la vente en ligne de médicaments sur ordonnance, des médicaments contrefaits circulent aussi sur Internet.

Chapitre VIII
L'EUTHANASIE

L'euthanasie, du grec *ευ* (bon) et *τανατος* (la mort) est « La théorie selon laquelle il est légitime et moral de provoquer la mort de malades incurables dont la fin est proche, lorsqu'ils souffrent beaucoup[297] ». Il s'agit donc d'abréger la vie d'un individu condamné par un mal, afin d'alléger ses souffrances. Deux théories s'opposent ici : les uns y voient purement et simplement un acte criminel et allant à l'encontre des préceptes religieux les plus basiques. Pour les autres en revanche, l'enjeu est humanitaire, puisqu'il s'agit de soulager un être humain, abréger ses souffrances et l'aider à mourir dans la dignité.

Les Anglo-saxons emploient d'ailleurs le terme de « right to die », c'est-à-dire le droit de mourir que détient chaque être humain, et on retrouve parfois dans la littérature francophone le terme « mort dans la dignité ». Le débat sur l'euthanasie active est animé par la question suivante : « Faut-il oui ou non débrancher la machine ? ».

Si l'euthanasie est aujourd'hui autorisée en Suisse, en Hollande et en Belgique, elle est en revanche interdite dans la majorité des nations européennes[298]. Dans de nombreux pays, la Tunisie par exemple, il n'existe pas encore de texte spécifique à l'euthanasie, mais celle-ci est assimilée à un homicide, et donc indirectement interdite et punie par la loi.

Le plus souvent donc, la personne qui participe à la mort, même volontaire, du patient, commet au regard de la loi un acte d'homicide involontaire, doublé d'un délit de non-assistance à personne en danger. Cette personne est bien souvent le médecin de famille ou le médecin traitant. Elle est alors condamnée à payer des dommages et intérêts aux proches, aux pouvoirs

[297] Rey (Alain), *Micro Robert*, Paris, 1988, p. 492
[298] OMS

publics, ainsi qu'à ses employeurs. Elle s'expose de surcroît à des sanctions disciplinaires dans le cadre de sa profession.

Le corps médical, mais également l'appareil législatif, restent toutefois divisés en ce qui concerne la responsabilité du médecin dans les affaires d'euthanasie. Les actes d'euthanasie, toujours surmédiatisés, finissent le plus souvent par prendre des tournures politiques[299]. Va-t-on vers une dépénalisation de l'euthanasie ? Les nombreux non-lieux prononcés ces dernières années à l'encontre de médecins amènent le généticien français Axel Kahn à croire « qu'une société est capable de s'accorder sur des principes et pardonner qui en transgresse la lettre plus que l'esprit[300] ».

Dans les années 1910, le prix Nobel de littérature belge Maurice Polydore Marie Bernard Maeterlinck (1862-1949) dénonçait l'acharnement médical, remettant en cause le *dum spiro, spero*[301], posant peut-être ainsi les bases du plaidoyer de l'euthanasie[302]. Dans *La Mort*, publié en 1913, Maeterlinck mène une analyse philosophique et apaisée de la mort[303], tout en remettant en question le prolongement artificiel de la vie : « Tous les médecins estiment que le premier de leur devoir est de mener aussi loin que possible les convulsions les plus atroces de l'agonie la plus désespérée…

Les médecins agissent comme s'ils étaient convaincus qu'il n'est point de torture connue qui ne soit préférable à celles qui nous attendent dans l'inconnu. Ils semblent persuadés que toute minute gagnée parmi les souffrances intolérables est dérobée à des souffrances incomparablement plus redoutables[304] ».

---

[299] Djemni (H.), « Euthanasie », in Di Folco (Philippe), *Dictionnaire de la mort*, Paris, Larousse, 2010, p. 425

[300] Kahn (Axel), *L'ultime liberté*, Paris, Plon, 2008

[301] Tant que je respire, j'espère

[302] Le mot existait depuis le XVIIe siècle ; le Dictionnaire de Trévoux, ouvrage historique synthétisant les dictionnaires français du XVIIe siècle, rédigé sous la direction des Jésuites entre 1704 et 1771, le mentionnait déjà

[303] Carol (Anne), *Les médecins et la mort*, Paris, Flammarion, 2004, p. 91

[304] Maeterlinck (Maurice Polydore Marie), *La Mort*, 1913, pp. 13-14

L'historienne française Danielle Gourevitch souligne cette forte implication du médecin dans le « suicide philosophique rationnel » des personnes atteintes d'un mal incurable : le candidat au suicide, faisant généralement partie de l'élite intellectuelle, commence par consulter le médecin sur la gravité de sa maladie. Implicitement, le médecin comprend qu'il y a une intention de suicide et prépare une coupe de poison[305] .

L'herboriste grec Thrasyas de Mantinée – on y fait souvent référence comme médecin – se serait même spécialisé dans la préparation d'une « drogue de la mort douce », constituée essentiellement à partir de pavot et de cigüe.

L'euthanasie passive

Beaucoup a été écrit sur l'euthanasie et sur le rôle central – et paradoxal – du médecin. Il existe toutefois un aspect plus discret, plus obscur, moins médiatisé, de la question. Il s'agit de l'euthanasie dite passive, qui concerne plus particulièrement les pays les moins développés, qui ne maîtrisent pas suffisamment les technologies médicales de pointe, celles qui justement permettent de rallonger la durée de vie des grands malades en phase finale. Parmi celles-ci on peut citer la médecine d'urgence, la réanimation ou la chimiothérapie, spécialités les plus sollicitées par les cas difficiles. Elle est de ce fait parfois décrite comme « l'euthanasie du pauvre ».

L'euthanasie passive diffère de sa forme active, celle dont nous prenons conscience à travers les média, en ce sens que cette dernière est l'aboutissement d'un choix raisonné, voire d'une négociation entre les proches, le médecin et le patient s'il est en état de raisonner et de s'exprimer, alors que l'euthanasie passive est imposée au médecin par la gravité du mal, c'est à dire en définitive par le niveau technologique médical insuffisant.

Nous avons souvent effectué de difficiles missions d'observation dans des hôpitaux en Tunisie, au Mali, au Mozambique. Le problème qui se posait d'une façon récurrente

---

[305] Gourevitch (Danielle), *Le triangle hippocratique dans le monde gréco-romain. Le malade, sa maladie et son médecin,* Rome, École Française de Rome, 1984, p. 1

était simple, mais révélateur des difficultés rencontrées par les structures sanitaires de certains pays : le manque de moyens rend les médecins de la santé publique impuissants devant la gravité du mal, et les met dans l'obligation de « reconduire » chez eux des patients qu'ils savent condamnés d'avance.

C'est d'ailleurs l'expression retenue par l'anthropologue tunisienne Lilia Laabidi, qui écrit : « Reconduire le malade chez lui sur la demande de sa famille ou sur la proposition de l'équipe soignante est une scène courante quand la médecine est jugée de part et d'autre limitée à guérir[306] ».

Nous gardons en mémoire le cas d'une jeune fille de 17 ans, nécessitant une greffe du foie, impossible à réaliser en Tunisie. Le seul salut résidait dans le transfert en France, pour un coût de 80 000 Dinars Tunisiens[307]. La caisse de sécurité sociale ayant refusé de prendre en charge ce coût, la jeune fille a finalement été reconduite chez elle par son médecin traitant. Elle est décédée peu après, causant d'immenses douleurs chez les proches impuissants. Le médecin traitant en avait également fortement souffert.

Le médecin français Martin Winckler écrit à ce propos : « Le professionnel de santé soufre physiquement ou moralement – parce qu'il est malade ou en burn-out, parce que sa vie personnelle est chaotique, parce qu'il se sent impuissant, désarmé, excédé ou désespéré face aux patients en général, ou à un patient en particulier. Sa propre souffrance peut aussi être d'origine institutionnelle, et c'est malheureusement fréquent[308] ».

Le vécu de l'euthanasie passive par le médecin

Pour le médecin, vivre une situation d'euthanasie passive n'est certes pas une expérience aisée, d'autant plus que c'est d'un triple combat qu'il s'agit : après avoir affronté le patient

---

306 Laabidi (Lilia), Nacef (Tawfiq), *Deuil impossible*, Tunis, Sahar, 1993, p. 37

307 23 000€ au cours moyen d'avril 2019

308 Zaffran (Marc), *Le patient et le médecin*, Montréal, Presses de l'Université de Montréal, 2014, p. 82

condamné et ses proches, c'est face à lui-même que se retrouve le médecin, seul et impuissant.

Lorsque le médecin se rend compte – il est généralement le premier à le faire – que le malade ne peut être soigné avec les moyens misérables dont dispose l'hôpital, il est subitement désintéressé, après avoir signifié au malade les limites de sa science. Un médecin de la santé publique nous a confié, à propos d'un patient condamné, que « Le plus dur pour le staff médical et paramédical sera de lui faire oublier son état d'agonisant ». Le médecin doit ensuite affronter la famille du mourant condamné, famille qui admet difficilement la démission du corps soignant.

Le médecin s'emploie alors à fournir des explications plus ou moins convaincantes, en puisant dans un langage vulgarisé, accessible aux non-initiés. La confrontation douloureuse ne fera que raviver le sentiment de culpabilité et d'impuissance du médecin, mais également du corps médical qu'il représente. De surcroit, la situation déclenche souvent des scènes de violences hospitalières.

Pour le médecin, la reconduction du malade est vécue comme un échec cuisant, une totale remise en question de l'ensemble du système sanitaire national. Certains médecins que nous avons interrogés à Tunis et à Luanda ressentaient cela comme une grave atteinte à la crédibilité de la profession, et même à leur honneur personnel, remettant littéralement en cause la valeur des longues années passées à étudier puis à pratiquer la médecine.

Nous avons cru percevoir que ce sentiment de frustration était plus intense chez les médecins ayant achevé leur cursus universitaire dans les écoles de médecine européennes ou américaines. Certains en étaient même venus à se demander si la médecine était véritablement une science exacte.

Un médecin de la santé publique que nous avions interrogé sur la question de la reconduction des malades en phase terminale nous a avoué, non sans amertume : « Parfois les analyses montrent que le malade n'a plus aucune chance de guérir, et dans ce cas on n'a pas le choix : on demande à sa famille de le ramener chez lui, où il pourra mourir tranquillement, entouré des siens. L'hôpital n'est pas équipé pour adoucir son agonie. La seule solution serait de le traiter en Europe ou aux États-Unis, mais la famille n'a parfois même pas les moyens de le ramener chez lui ».

Comment ne pas éprouver un sentiment d'amertume, de rage même, quand on n'arrive pas à lutter contre la mort, lorsque l'on est médecin ? On a beau se dire que c'est une question de moyens, que si l'on disposait du matériel ou des médicaments nécessaires on aurait sauvé une vie, la mort du patient, ou pire encore, sa reconduction, son abandon, sont des moments extrêmement difficiles à vivre. Le praticien, même lorsqu'il affiche un visage de glace, ne peut être indifférent à la mort de ses patients.

Chapitre IX
LE MÉDECIN TOTALITAIRE

L'image que l'on a aujourd'hui du médecin totalitaire est celle du scientifique sadique portant fièrement une croix gammée, en train d'expérimenter toutes sortes de médicaments, liquides, gaz, et autres poisons sur des êtres humains de seconde zone. Nous avons pourtant eu l'occasion de voir *supra* que les expérimentations humaines étaient admises depuis fort longtemps, au XVIIe siècle par exemple.

C'est ainsi que la fistule du roi Louis XIV en 1686 avait mis en branle toute une série d'expérimentations humaines sur des malades atteints d'une affection similaire, le but ultime étant de tester des remèdes avant de les appliquer à sa Majesté. Les écrivains français André Velter et Marie-José Lamothe écrivent à ce propos : « Les courtisans ayant vanté les eaux de Barèges[309], on dépêcha sur place quatre anonymes munis de fistules à l'anus : malgré lotions, injections, etc., aucun résultat n'intervint. On recommanda alors la cure de Bourbon-l'Archambault[310] et le scénario se développa pareillement, avec quatre autres cobayes, sans plus de réussite. Des lits furent réservés à la Surintendance pour des malades atteints de la même affection que le roi, et des remèdes furent testés sur eux, qui tous échouèrent[311] ».

La situation est quelque peu différente pour le médecin totalitaire. D'abord, ce dernier a choisi la cause qu'il sert. Par ailleurs, son but final n'est pas de guérir le prince, mais plutôt d'éliminer une communauté d'une manière systématique. Le

[309] Station thermale en Pays Toy dans les Hautes-Pyrénées, fréquentée depuis le XVIe siècle

[310] Petite station thermale en Auvergne, incluant un Logis du Roy, reconstruite dans les années 1880 pour faire face à l'essor de la clientèle

[311] Velter (André) et, Lamothe (Marie-José), *Les outils du corps*, Paris, Messidor, 1984, p. 176

médecin n'est plus ici un simple instrument de la cour, mais bien un acteur mu par une idéologie sanguinaire.

Le médecin nazi

On connaît aujourd'hui les exactions du corps médical allemand entre 1933 et 1945. Le médecin français Yves Ternon montre que les médecins allemands, qui étaient parmi les meilleurs au monde en ce début de XXe siècle, basculent progressivement du côté obscur de la médecine, en quatre grandes étapes distinctes : « La prise du pouvoir par Hitler le 30 janvier 1933 ne prend pas de court le corps médical allemand, déjà largement contaminé par les idées racistes et gagné aux exigences de l'eugénisme négatif. Les médecins sont nombreux à avoir déjà adhéré au Parti nazi, voire à la SS, et à partager son idéologie. Ils sont acquis au principe de sélection et ils sont prêts à le mettre en application quelles qu'en puissent être les conséquences.

Pour mieux appréhender les multiples effets de ce raz de marée que provoqua l'irruption du nazisme dans le corps médical allemand après 1933, on peut observer cette période de plus de six années sous quatre angles : la mise au pas du corps médical allemand ; l'exclusion des médecins et des étudiants juifs ; l'enseignement de l'hygiène raciale, de la raciologie et de la génétique dans les universités et les instituts de recherche ; la promulgation d'une législation imposant la stérilisation à certains citoyens allemands, une mesure qui impliquait directement la totalité du corps médical allemand dans des actes contraires à l'éthique[312] ».

Durant cette période trouble de l'histoire de l'Humanité, les médecins nazis[313] ont été mis à contribution pour superviser des

---

[312] Ternon (Y.), « Les médecins nazis », in *Les Belles lettres, Les Cahiers de la Shoah*, 2007/1, n° 9, p. 30

[313] Sur 90000 médecins en activité en Allemagne sous le IIIème Reich, environ 350 auront commis des crimes médicaux, et une centaine de dentistes seront intervenus dans les camps de concentration. Pour plus de détails, voir Aziz (Philippe), *Les médecins de la Mort*, Genève, Famot, 1975. Voir également Riaud (Xavier), *La Pratique dentaire dans les camps du IIIème Reich*, Paris, L'Harmattan, 2002

expériences sur cette abondante « matière anatomique » que représentaient les prisonniers juifs. Il s'agissait, par exemple, de mesurer l'altitude maximale à laquelle pouvait survivre un pilote d'avion, de tester la résistance d'un organisme humain plongé dans l'eau glacée, ou encore de vérifier si une eau de mer dessalée était potable. Dans la foulée, les médecins-fous du IIIe Reich effectuaient également des tests de thérapies après avoir infecté des prisonniers de tuberculose et autres maladies.

L'historien de la médecine française Xavier Riaud souligne les excès des médecins nazis, relégués au rang des gardiens de prison : « Ainsi, apparaîtra la folie expérimentatrice des médecins et même des gardiens, cautionnée par le Reichsführer SS Heinrich Himmler. Les gardiens y chronométreront la durée de chute d'un détenu du haut d'une carrière, à Mauthausen, ou bien le temps que met un détenu à décéder d'une balle dans le ventre. De leur côté, les médecins y brigueront chaires de professeurs et autres distinctions honorifiques.

Tout sera prétexte à expertises, contre-expertises pourvu que cela revête un intérêt quelconque pour les soldats sur le front et que cela fournisse un prétexte pour être tenu à l'écart du front. D'un point de vue médical, des expériences sur des détenus seront réalisées comme des tests de dépressurisation en hautes altitudes à Dachau, des essais de sulfamides sur des plaies provoquées et infectées volontairement par les médecins SS à Ravensbrück, des expériences sur les gaz de combat au Natzweiler-Struthof, des essais de médication contre le paludisme, le typhus et d'autres maladies après inoculation de la maladie et bien d'autres encore[314] ».

La question qui se pose, dans le cadre de cette réflexion, est de savoir si nous sommes ici en présence de médecins obscurs, ou plutôt d'une médecine obscure. À ce stade, nous avons eu l'occasion de voir dans quelle mesure des hommes de l'art ont trahi leur serment de servir l'humanité, pour suivre des buts personnels, comme la connaissance médicale, l'argent, le pouvoir, la gloire. Dans le cas de la « médecine nazie », la

[314] Riaud (Xavier), *Expérimentations nazies médico-dentaires dans les camps de concentration*, p. 1

déviance revêt toutefois une nature collective inédite dans l'histoire de l'humanité.

On peut alors se demander, avec le médecin français Georges Yoram Federmann, dans quelle mesure « Lorsqu'on est en présence d'un dérapage aussi généralisé, et même si ce sont les hommes qui sont pleinement responsables de leurs actes devant la justice, il ne peut plus être question de la seule responsabilité individuelle[315] ».

L'historien et médecin français Yves Ternon évoque même « l'émergence en Allemagne d'une mentalité génocidaire. [Ce crime] n'eût pas été concevable si, insensiblement, le racisme biologique ne s'était substitué à l'éthique humanitaire, si l'idée d'euthanasie – l'aide apportée à celui qui souffre et dont la mort est certaine et imminente – n'avait pas été inversée pour devenir la suppression des "vies indignes d'être vécues"[316] ».

Il est vrai que, dès les années 1920 en Allemagne, on parlait des malades mentaux comme d'« enveloppes vides », de « semi-humains », d'« esprits morts », d'« existences superflues ». Sans vouloir défendre le diable, Yves Ternon écrit : « Ces médecins nazis ne sont pas des monstres. Ils ont simplement reçu une mauvaise éducation. L'humanisme n'est pas leur éthique, la compassion leur est interdite. Ils sont là pour soigner les malades de « bonne race » qu'ils peuvent espérer guérir et pour dépister les menaces de « dégénérescence » de la race[317] ».

Pour l'historien français Jean-Pierre Baud, « Le médecin nazi est un médecin du peuple ; pas de cet ensemble d'individus qui relève d'une administration sanitaire, mais d'un être collectif individualisé, le Volk, d'un être possédant un corps, le Volkskörper. Pour le médecin nazi, le concept de la guérison est celui de la guérison totale, la guérison du Volk par tous les

---

[315] Yoram Federmann (G.), « L'horreur de la médecine nazie Struthof, 1943 : qui se souviendra de Menachem Taffel ? », in *Quasimodo* n° 9, *Corps en guerre. Imaginaires, idéologies, destructions*, Tome 2, Montpellier, Printemps 2006, p. 118

[316] Ternon (Yves), *L'État criminel. Les génocides au XXe siècle*, Paris, Le Seuil, 1995, p. 148

[317] Ternon (Y.), « Les médecins nazis », in *Les Belles lettres, Les Cahiers de la Shoah*, 2007/1, n° 9, p. 35

moyens thérapeutiques, même par l'intervention chirurgicale pratiquée sur le Volkskörper[318] ».

L'histoire aura toutefois largement démontré que l'obscurantisme des médecins nazis les a poussés à mener des expériences chirurgicales innommables, sur ce qu'ils considéraient comme des « sous-races ». D'ailleurs, comme le souligne Georges Yoram Federmann, « Les médecins nazis, dont aucun à ma connaissance n'a jamais exprimé de remords pour sa participation à ces crimes, ce qui montre bien qu'ils se pensaient investis d'une mission civique et thérapeutique, sinon religieuse, étaient persuadés de soigner l'humanité en éliminant notamment les juifs[319] ».

Certains médecins nazis agissaient toutefois, non pas au nom d'une idéologie, mais simplement pour servir leurs propres intérêts : « À Dachau, le Dr. Rascher, médecin, récupérera à son profit l'invention d'un médicament anticoagulant mis au point par un demi-juif, Robert Feix. Il le commercialisera sous le nom de Polygal 10 et procédera aux essais cliniques de ce médicament qui se présente sous forme de comprimés, tout d'abord au bloc chirurgical et au cabinet dentaire de Dachau. Des expériences classiques de laboratoire sur les temps de saignement et de coagulation, complétées par des opérations réelles, seront effectuées. Ensuite, voulant pousser plus loin ses recherches, il souhaitera le tester en situation de combat en provoquant lui-même des blessures par balles sur des détenus[320] ».

Entre décembre 1946 et août 1947, vingt médecins et trois administrateurs nazis ont été jugés pour les crimes commis

---

[318] Baud (J.-P.), « Genèse institutionnelle du génocide », in Olff-Nathan (Josiane), *La Science sous le Troisième Reich*, Paris, Le Seuil, 1993, p. 194

[319] Yoram Federmann (G.), « L'horreur de la médecine nazie Struthof, 1943 : qui se souviendra de Menachem Taffel ? », in *Quasimodo* n° 9, *Corps en guerre. Imaginaires, idéologies, destructions*, Tome 2, Montpellier, Printemps 2006, p. 123

[320] Riaud (Xavier), *La Pratique dentaire dans les camps du IIIème Reich*, Paris, L'Harmattan, 2002 ; voir également Bayle (François), *Croix Gammée contre Caducée*, Neustadt, Imprimerie Nationale, 1950 et Centre de documentation juive contemporaine, Paris, 2003, Référence CXXXI-17

pendant la guerre, et notamment la réalisation d'expé-rimentations sur des prisonniers dans les camps de concentration. Douze accusés ont été pendus à l'issue du procès.

Ce que l'on retient surtout du procès de Nuremberg, c'est cette volonté du tribunal de condamner les barbaries qui avaient été faites « au nom de la science médicale », ce qui a permis d'aborder le problème universel de l'éthique de l'expé-rimentation humaine[321].

Cette volonté évidente de poser les bases des démocraties futures a débouché, concrètement, sur la rédaction du Code de Nuremberg (voir annexe), une sorte de liste de dix critères énumérant les conditions que doit satisfaire toute expérimentation pratiquée sur un être humain pour être considérée comme « acceptable ». C'est donc la communauté des médecins qui est particulièrement visée par ce code déontologique, puisqu'elle règlemente les « expériences médicales licites ».

Pour beaucoup, les médecins nazis représentent aujourd'hui le type même du médecin obscur, mauvais, criminel. Le modèle a toutefois fait des émules, dans des contextes bien différents. Au Japon, notamment.

L'unité 731

En 1931, le chirurgien militaire japonais Shiro Ishii, porté au grade de général, avait créé un réseau d'unités de recherche bactériologique, la plus connue étant 部隊[322], particulièrement active en Mandchourie. Une autre unité de taille plus réduite, l'unité 100, sera également crée en 1936 à Changchun[323]. Dirigée par le commandant Wakamatsu, cette dernière est chargée de tester des germes porteurs de maladies sur les animaux, mais également sur les humains[324].

---

[321] Weindling (P.), « Code de Nuremberg », in Lecourt (Dominique), *Dictionnaire de la pensée médicale*, Paris, Presses Universitaires de France, 2004, p. 264

[322] Unité 731

[323] Actuelle Mogatong

[324] Harris (S. H.), *Factories of death : Japanese biological warfare, 1932-45, and the American cover-up*, Londres, Routledge, 1994

Officiellement, l'unité 731 menait des recherches sur la prévention des épidémies et la purification de l'eau, mais, en réalité elle effectuait méthodiquement des vivisections d'êtres humains, afin d'observer in vivo l'évolution de maladies comme la peste ou le choléra, ou de mesurer l'effet du froid ou de la pression atmosphérique sur l'organisme humain[325]. Ce n'est qu'en 2002 que l'État japonais a fini par reconnaitre son existence. Il est vrai que certains pans de l'histoire nationale ne peuvent qu'être enfouis au fond de la mémoire collective.

Les « marutas[326] », ou cobayes humains étaient essentiellement des prisonniers chinois, coréens et russes. Sur les 3607 personnes actives au sein de l'unité 731, il y aurait eu, outre le personnel militaire chargé de la surveillance, 52 médecins militaires et 38 infirmières[327]. Shiro Ishii recrutait l'élite des jeunes spécialistes en médecine, fraîchement diplômés des différentes universités japonaises. Des professeurs de l'école médicale de l'université de Kyoto participaient aux entretiens de recrutement. Dans le milieu médical estudiantin, l'unité 731 n'était pas considérée comme particulièrement prestigieuse, mais elle était garante d'une formation pratique intense. Et donc ouvrait des perspectives de carrière médicale.

Les expériences humaines étaient menées d'une manière rigoureuse, et les médecins remplissaient des fiches décrivant avec précision la nature des pathologies, ainsi que les principales caractéristiques démographiques des patients. Les médecins prenaient également des photographies aux différents stades des expériences. Quelques-uns de ces documents ont échappé à la destruction, et sont aujourd'hui disponibles dans les archives japonaises, témoins d'un passé douloureux. Leur accès reste toutefois difficile, et malgré d'intenses interventions diplomatiques, nous n'avons pu consulter que quelques fac-similés.

---

[325] Gold Hal, *Unit 731 Testimony,* 1996

[326] Bûche en japonais. Les locaux de l'unité étaient assimilés à des scieries où on découpait du bois

[327] Suganuma (M.), *List of Unit 731 members involved in chemical warfare research fully released: scholar*, *The Mainichi,* 16 avril 2018

Comme pour les médecins nazis, les expériences consistaient essentiellement à tester les conditions extrêmes de survie d'un être humain. Cela nécessitait naturellement la destruction pure et simple de l'organisme : on affamait les prisonniers, on les gelait, on les déshydratait, on les desséchait jusqu'à ce qu'ils meurent et ne pèsent plus que le cinquième de leur poids normal. Certains étaient inoculés de germes, bouillis vifs, d'autres brûlés au lance-flammes, d'autres encore ont été transfusés avec du sang de cheval ou de l'eau de mer, d'autres ont été électrocutés, tués dans des centrifugeuses géantes ou encore surexposés aux rayons X, que l'on maîtrisait encore assez mal à cette époque[328].

On ignore aujourd'hui encore le nombre exact des victimes de l'unité 731. Selon les sources, il y aurait eu entre 3 000 et 10 000 personnes décédées entre les mains des médecins à l'intérieur des laboratoires de la mort. Par ailleurs, on estime à 400 000 le nombre de villageois vivant dans les alentours, qui auraient succombé au choléra, à la peste ou à l'anthrax, dont les germes s'échappaient, par accident ou à dessein, des laboratoires de l'unité. La majorité des victimes étaient chinoises, et dans une moindre mesure russes, coréennes, philippines et américaines.

Les médecins de l'unité 731 étaient également chargés d'observer et de mesurer les effets des traumatismes. On testait par exemple l'efficacité des fusils japonais en observant le nombre de prisonniers qu'une seule balle pouvait traverser[329]. Les cobayes humains étant nombreux, on se permettait de réaliser ces expériences à des distances variables, et avec des uniformes différents. On battait aussi les malheureux avec divers

---

[328] Brackman (A. C.), *The Other Nuremberg : the untold story of the Tokyo war crimes trials*, New York, W. Morrow, 1987

[329] Pratique populaire chez les colons britanniques en Inde et en Afrique australe : on alignait des indigènes et on tirait à bout portant sur le premier, afin de maximiser le nombre de tués avec une seule balle dum dum (balle de plomb recouverte d'une fine couche de nickel striée de petites fentes, et qui avait la particularité de creuser une cavité d'un grand diémètre dans les tissus, et de faire éclater les os plutôt que de glisser contre eux)

instruments afin d'observer les types de blessures musculaires et cutanées provoquées[330].

À la fin de la guerre, tout se passe plutôt bien pour les médecins de l'unité 731. Capturés par les Américains, ils négocient avec le Général Douglas Mac Arthur leur immunité, en échange de la livraison de l'ensemble des résultats des expériences menées pendant près de dix ans. Les médecins bénéficieront même d'une pension, y compris leur chef, Shiro Ishii. C'est dire l'importance des enjeux de ces résultats médicaux pour l'armée américaine.

Seuls douze médecins, capturés par l'armée soviétique, moins indulgente, seront jugés lors des procès de Khabarovsk[331], à la fin de l'année 1949. Les peines infligées ont été de deux à vingt-cinq ans de travaux forcés. Toutefois, dès 1956, les médecins encore détenus ont été libérés et rapatriés au Japon. Ici encore, la relative légèreté du verdict par rapport à un crime contre l'humanité, ainsi que la libération anticipée des derniers prisonniers, portent à croire que les médecins ont négocié avec les Soviétiques et leur ont livré des résultats stratégiques.

Le médecin de l'Apartheid

Paradoxalement, c'est encore un médecin qui va gérer un grand programme de destruction massive, le « Project Coast ». Il s'agit d'un programme de production d'armes bactériologiques et chimiques initié par le gouvernement d'Afrique du Sud durant l'apartheid. Actif de 1981 à 1993, ce programme visait à contrôler la démographie de la population noire d'Afrique du Sud, en créant des « armes bactériologiques ethniques », ayant la particularité de s'attaquer exclusivement aux Noirs. Dès le départ, c'est au cardiologue Wouter Basson, dit « Docteur La

---

[330] Hasapis (Lydie), *Les expériences de la mort. L'expérimentation humaine menée par les Allemands et les Japonais entre 1931 et 1945*, Thèse de médecine, Lyon, Université Claude Bernard Lyon I, juin 2010, p. 27

[331] Série de procès pour crimes de guerre, tenus du 25 au 31 décembre 1949 dans la cité industrielle soviétique de Khabarovsk, à la frontière entre la Chine et l'URSS.

Mort », médecin personnel du président Pieter Botha, que l'on confie le projet.

Concrètement, le médecin devait concevoir un virus qui ne serait létal qu'au contact des Noirs, tout en ne laissant aucune trace, si ce n'est celle d'une contamination virale. Le scénario – digne d'un film de science-fiction – était de créer une épidémie réduisant la population noire sud-africaine. De profondes connaissances en épidémiologie et en génétique étaient nécessaires pour aboutir à des résultats concrets.

Alerté, l'Institut des Nations Unies pour la Recherche sur le Désarmement (UNIDIR) écrit alors un troublant rapport, dressant une liste impressionnante de tests de produits mortels. On y trouve notamment l'aldicarbe[332], une substance pesticide et toxique provoquant chez l'homme une faiblesse musculaire, une insuffisance cardiaque, des crises d'épilepsie, avec à la clé la mort.

Pour tromper leurs victimes, les médecins mélangeaient le poison à du jus d'orange. Les médecins ont également mené des essais sur *Clostridium botulinum*, bactérie capable de produire la toxine botulique, qui paralyse les muscles. La liste du rapport des Nations Unies mentionnait également des travaux sur des poisons plus conventionnels, comme l'anthrax, la salmonelle, la mort-aux-rats, la salmonelle ou même le venin de serpent[333].

Le médecin français Patrick Berche écrit à propos de son machiavélique confrère : « Lui et ses acolytes conçoivent de la lessive en poudre explosive, une grande variété d'aliments, breuvages ou autres canettes de bière au thallium – un métal, proche du plomb, qui peut être associé à du mercure – des chocolats au cyanure. Sont utilisés toutes sortes de moyens : anneaux, tournevis au manche piégé d'une substance mortelle injectable, cannes-parapluies, articles d'usage domestique transformés en armes par l'addition de compartiments stockant

---

[332] Substance de la famille chimique des carbamates, connue pour ses effets insecticides et nématicides

[333] Gould (Chandré) et Folb (Peter), *Project Coast: Apartheid's Chemical and Biological Warfare Programme*, Genève, United Nations, 2002

du poison ou incorporant un système de propulsion de balles empoisonnées.

Spécialiste du charbon, il a fabriqué des enveloppes contaminées de spores, prémonitoires de celles qui seront envoyées aux États-Unis en septembre 2001. Il conçoit même des cigarettes contaminées par ces spores pour que les victimes puissent facilement les inhaler... Le gouvernement de l'Apartheid est également suspecté d'avoir utilisé certaines armes biologiques, telles que les bacilles du charbon et du choléra, contre les populations noires[334] ».

Après la fin de l'Apartheid, Wouter Basson est poursuivi par la justice transitionnelle. Son procès, ouvert dès 1999, s'achèvera toutefois par un acquittement en 2002, faute de preuves suffisantes. Il exerce aujourd'hui librement la médecine dans son pays, comme si de rien n'était...

---

[334] Berche (Patrick), *L'histoire secrète des guerres biologiques : mensonges et crises d'État*, Paris, Robert Laffont, 2009

Troisième partie

LES RÉPONSES DE LA SOCIÉTÉ

Nous avons eu l'occasion de le constater, la pratique de la médecine a fait l'objet de très nombreuses déviances tout au long de l'histoire de l'humanité. Et encore, nous avons à peine levé le voile sur quelques côtés obscurs de la médecine !

Ce qu'il serait intéressant de voir, à ce stade de la réflexion, c'est la manière dont la société a réagi tout au long de l'histoire, face à ces déviances. Globalement, on peut retenir deux formes de réactions : la première relève de la déontologie et de la législation, qui se sont progressivement mises en place pour encadrer l'activité du médecin. Parfois, et contre toute attente, les autorités ont dû composer avec l'absence de législation, par exemple en fournissant des cadavres frais aux médecins.

Une autre manière de réagir, spontanée celle-là, a été la caricature du médecin, faite par les hommes de lettres, les scénaristes, ou simplement le citoyen lambda. Ces romans, poèmes, fables, pièces de théâtre, dessins humoristiques, tableaux de maître, constituent aujourd'hui un impressionnant corpus, qui sont autant de témoignages poignants du refus de la société d'accepter le comportement déviant du médecin.

Chapitre X
LA DÉONTOLOGIE

Nous avons eu l'occasion de le souligner *supra*, la pratique de l'Ayurveda était déjà strictement encadrée, et le médecin devait respecter un certain nombre de codes rigoureusement définis. Henri Pigaillem nous en livre quelques-uns, qui constituent la base d'une éthique médicale plurimillénaire : « [Le médecin doit être] d'une famille honnête, jeune, vigoureux, pur, aimant l'étude des Saintes Écritures, modeste, robuste, pieux, doué de mémoire et d'intelligence, et jouissant d'une bonne renommée. Il devra avoir les lèvres et la langue fines, les dents, le front, le visage régulier, le nez et les yeux bien faits, l'esprit droit, la voix pure, le caractère patient…[335] ».

On lui recommandait aussi le respect d'autrui, ne serait-ce que par son aspect physique : « Porte toujours les ongles et les cheveux courts[336], un vêtement propre et parfumé[337] ; sois esclave de la vérité, ne parle à tes maîtres que le corps respectueusement incliné. Tu traiteras, comme des parents, les brahmanes, tes maîtres, les pauvres, tes amis, les ermites, tous les hommes probes et humbles qui viendront respectueusement réclamer tes soins[338] ».

La déontologie médicale est ainsi née quasiment en même temps que la médecine elle-même. Le médecin français Bernard Glorion (1928-2007) souligne à ce propos : « De tout temps, les médecins ont ressenti le besoin de se référer à des valeurs qui

335 Pigaillem (Henri), *Au chevet de l'histoire. Dictionnaire historique de la médecine*, Paris, Télémaque, 2015, p. 22

336 Probablement plus pour suivre une mode que par souci d'hygiène

337 Car le parfum était réputé éloigner les miasmes, voire les mauvais esprits

338 Pigaillem (Henri), *Au chevet de l'histoire. Dictionnaire historique de la médecine*, Paris, Télémaque, 2015, p. 22

sont la base d'une éthique humaniste et constituent les règles qui ont traversé le temps sous forme de serments ou de prières[339] ». Indubitablement, le premier de ces serments est celui d'Hippocrate, et remonte au IVe siècle avant J.-C.

Le serment d'Hippocrate

Le serment d'Hippocrate (voir annexe) est une sorte de code déontologique du médecin. Il est apparu en Grèce au moment où l'art de soigner a commencé à s'élargir au-delà du cercle très fermé des Asclépiades[340]. Il s'agit en fait d'un ensemble de textes d'auteurs différents, dont Hippocrate, et qui auraient été rédigés sur une période de quasiment un siècle, grosso modo entre 440 et 360 avant J.-C. On pourrait donc considérer que c'est au moment où des étrangers ont commencé à pratiquer la médecine que des garde-fous ont été instaurés.

Le serment originel d'Hippocrate – car entretemps il a connu de nombreuses versions – résume l'éthique du médecin, ce qu'il doit et ne doit pas faire dans le cadre de l'exercice de ses fonctions. Le serment était prêté devant Apollon, Asclépios, Hygie et Panacée : « Je jure par Apollon, médecin, par Asclépios, par Hygie et Panacée, par tous les dieux et toutes les déesses, les prenant à témoin que je remplirai, suivant mes forces et ma capacité, le serment et l'engagement suivant :

Je mettrai mon maître de médecine au même rang que les auteurs de mes jours, je partagerai avec lui mon savoir et, le cas échéant, je pourvoirai à ses besoins ; je tiendrai ses enfants pour des frères, et, s'ils désirent apprendre la médecine, je la leur enseignerai sans salaire ni engagement. Je ferai part de mes préceptes, des leçons orales et du reste de l'enseignement à mes

---

339 Glorion (Bernard), *Code de déontologie,* in Lecourt Dominique, *Dictionnaire de la pensée médicale*, Paris, Presses Universitaires de France, 2004, p. 262

340 Dans la Grèce antique, familles vouées à l'exercice de la médecine. Elles se transmettaient un savoir secret, notamment dans les cités d'Épidaure, Rhodes, Cnide et Cos. Hippocrate appartenait à l'une des familles de Cos

fils, à ceux de mon maître et aux disciples liés par engagement et un serment suivant la loi médicale, mais à nul autre.

Je dirigerai le régime des malades à leur avantage, suivant mes forces et mon jugement, et je m'abstiendrai de tout mal et de toute injustice. Je ne remettrai à personne du poison, si on m'en demande, ni ne prendrai l'initiative d'une pareille suggestion ; semblablement, je ne remettrai à aucune femme un pessaire[341] abortif. Je passerai ma vie et j'exercerai mon art dans l'innocence et la pureté.

Je ne pratiquerai pas l'opération de la taille[342], je la laisserai aux gens qui s'en occupent.

Dans quelque maison que j'entre, j'y entrerai pour l'utilité des malades, me préservant de tout méfait volontaire et corrupteur, et surtout de la séduction des femmes et des garçons, libres ou esclaves.

Quoi que je voie ou entende dans la société, pendant ou même hors de l'exercice de ma profession, je tairai ce qui n'a jamais besoin d'être divulgué, regardant la discrétion comme un devoir en pareil cas.

Si je remplis ce serment sans l'enfreindre, qu'il me soit donné de jouir heureusement de la vie et de ma profession, honoré à jamais des hommes ; si je le viole et que je me parjure, puissé-je avoir un sort contraire ![343] ».

C'est la deuxième partie du serment qui nous intéresse plus particulièrement ici, celle qui concerne les devoirs et les interdits envers les malades. L'interdiction de fournir du poison montre bien que le médecin, de par ses connaissances en pharmacologie, était naturellement sollicité pour concocter de discrètes préparations lors des meurtres. Il est également possible que cette clause du serment ait été introduite pour limiter la participation du médecin dans les suicides assistés.

L'interdiction de pratiquer la « taille » devait être liée au risque de castration associé à cette opération chirurgicale fort

---

[341] Pratique ancienne qui consistait à introduire dans le vagin un tampon ou bâtonnet enduit de substances médicamenteuses

[342] Cystostomie. Ouverture chirurgicale de la vessie, le plus souvent pour en extraire un gros calcul

[343] Traduction d'Émile Littré

délicate[344]. Peut-être aussi, plus largement, s'agit-il là d'un rappel de ne pas réaliser d'actes au-delà de ses compétences, et de laisser cette opération technique « aux gens qui s'en occupent », c'est-à-dire des chirurgiens, voire des empiriques habitués à ce type d'incision. Une hiérarchie se profile ici, distinguant le médecin des « autres », spécialistes des basses besognes médicales.

Le serment d'Hippocrate, dans sa version originale du moins, pose ainsi le principe de la spécialisation du médecin, chacun devant se concentrer sur une partie du corps ou une catégorie de maladie. Il met également en garde le médecin d'abuser de sa présence dans un contexte intime. Il doit, notamment, éviter de séduire les malades, mais également de succomber à leurs charmes. Les premiers médecins étant plus souvent des hommes, c'est donc une mise en garde contre les séductions féminines que l'on retrouve ici. De nombreux tableaux de maître soulignent d'ailleurs les échanges de regard non anodins entre le médecin et la patiente, voire sa servante.

Les textes modernes

Tout au long du haut Moyen âge, plusieurs textes vont souligner les contours d'une éthique médicale, s'inspirant largement du serment d'Hippocrate. Tout tourne autour de ce que doit ou ne doit pas faire le médecin, comment il doit s'habiller, la manière dont il doit s'adresser à ses patients, le montant des honoraires qu'il doit demander, etc.

Le XXe siècle va par la suite connaître la ratification de textes fondateurs d'une éthique moderne, comme par exemple le Code de Nuremberg[345], qui est en fait une liste de dix critères issue du procès des médecins de Nuremberg, tenu entre décembre 1946 et août 1947. Ce code précise les conditions dans lesquelles doit

---

344 Les hernies étaient également redoutées par les médecins, pour le risque élevé de castration lors des interventions. De fait, les premières références à des interventions chirurgicales permettant de conserver l'intégralité du cordon spermatique ne datent que de la fin du XVIe siècle, en Italie

345 Voir annexe

être pratiquée une expérimentation sur un être humain, et en premier lieu la nécessité d'obtenir le consentement du patient.

Suivra en 1964 la Déclaration d'Helsinki, adoptée par l'Association Médicale Mondiale, ultérieurement révisée en 1975 à l'occasion du Congrès de Tokyo. Il s'agit d'un ensemble de « principes éthiques applicables à la recherche médicale impliquant des êtres humains », révisée pour la dernière fois en octobre 2013.

Sur un plan moins officiel – elles sont d'ailleurs moins connues – de nombreuses recommandations seront émises par l'OMS, parfois par la société civile, comme par exemple par La World organization of national colleges, Academies and academic associations of general practitioners/family physicians (WONCA), plus connue sous le nom d'Organisation mondiale des médecins généralistes.

Adab al tabib

D'autres textes de déontologie médicale, moins connus, ont été élaborés afin de limiter les dérives de l'homme de l'art. Le médecin arabe des IXe-Xe siècle Ishaq ibn Ali al Ruhawia avait notamment rédigé *Adab al Tabib*[346], qui se référait largement à Aristote, Platon, Galien, et surtout Hippocrate[347]. Organisé autour de vingt longs chapitres, l'ouvrage monumental s'attache à souligner la dignité de la médecine, science concrétisant le devoir du croyant d'aider les malades. Le médecin y est d'ailleurs fait référence comme le « gardien des âmes et des corps ».

On y lit par exemple que « le médecin doit être au malade ce qu'un bon gouvernant est à son pays ». Il doit être pieux, sensible, lettré, réfléchi. Agissant systématiquement dans la crainte de Dieu, il doit rester humble en toutes circonstances. Al Ruhawi consacre également de nombreuses pages à la critique des charlatans et des empiriques non lettrés qui abusent de

---

[346] L'éthique du médecin. Le manuscrit, véritable œuvre d'art, est conservé à la Süleymanie Kitabhane d'Istanbul (n° 1658)

[347] Dans le monde arabe, Hippocrate est considéré comme le modèle du médecin : sage, modéré, ferme, courageux, il méprise l'argent et ne se laisse point corrompre

l'ignorance des gens, ainsi que des médecins mondains qui flattent leurs malades riches et puissants, pour profiter d'une vie de cour. *Adab al Tabib* pose également les bases concrètes d'un examen à faire passer aux futurs médecins, évaluant leur savoir médical, mais également leur moralité[348].

Le médecin persan Ali ibn Abbas al Majusi (930-994), connu en occident sous le nom de Haly Abbas, intègre lui aussi de nombreux éléments d'éthique dans son *Kiteb al maliki.* Le moine Constantin l'Africain (1020-1087) en traduira les principales recommandations, dans son *Liber Pantegni.*

Dans *l'Éthique du médecin,* Rhazès consacre le rapprochement du médecin à son patient, au point d'établir des relations intimes, le but étant d'instaurer un franc dialogue pour établir un bon diagnostic. Il recommande ainsi : « Le médecin doit être l'ami des gens, gardien de leurs secrets... Car certains dissimulent leur maladie à leurs plus proches parents, père, mère ou enfant : ils cachent leurs particularités et les dévoilent au médecin par contrainte. Si le médecin se retrouve à soigner des femmes, des filles ou des garçons, il doit préserver son regard et le limiter à la localisation de la pathologie. Il doit compter sur Dieu quand il soigne, considérer la guérison comme l'œuvre de Dieu, et non la sienne, et il doit compter sur lui pour tout son travail[349] ».

Les manuels du bon médecin

Au Moyen âge, de nombreux « manuels de bonne conduite » circulent entre les médecins. Il ne s'agit pas vraiment de traités d'éthique, mais plutôt de corpus de bons conseils pour se faire bien voir du patient et de sa famille. Une sorte de guide du savoir-vivre du médecin. Le plus connu est le *De Cautelis medicorum*[350], écrit au XIIe siècle par le médecin salernitain Matthaeus Platearius, quoique de nombreux historiens préfèrent l'attribuer au médecin valencien Arnaud de Villeneuve (1240-1311).

---

348 Levey (M.), « Medical Deontology in Ninth Century Islam", in *Science History Publications*, New York, 1977, pp. 129-144

349 Rhazès, *L'éthique du médecin*

350 De la prudence du médecin

On y retrouve des stratagèmes bien pratiques, qui montrent bien que l'aspect protocolaire du métier est important, à défaut de résultats probants : « Après avoir examiné la matière fécale et l'urine, et le rythme du pouls, si vous n'êtes pas capable de diagnostiquer la maladie, vous pourrez toujours décrire les symptômes, et cela inspirera confiance au médecin. Quand vous entrez dans la chambre, ne soyez pas hautain ; faites asseoir tout le monde, et parlez au patient, de façon à gagner par votre attitude la faveur des gens qui sont autour du malade. Prenez le pouls au bras gauche, le plus près du cœur, et souvenez-vous qu'il est peut-être un peu agité, à cause de l'excitation… et à la pensée des honoraires…

Promettez la santé au patient, qui est suspendu à vos lèvres. Quand vous le quittez, dites quelques mots aux membres de la famille. Dites qu'il est très malade, car s'il guérit on vous louera pour votre compétence, et s'il meurt ses amis certifieront que vous l'aviez prévu… Ne regardez pas la servante, la fille ou la femme d'un œil inconvenant ou concupiscent, et ne vous laissez pas entraîner dans une affaire de sexe, car il y a des opérations médicales qui excitent l'esprit, et cela pourrait être dommageable au patient.

Si on vous invite à dîner, posez des questions sur le malade pendant le repas, ainsi le malade aura confiance en vous, en voyant que vous ne l'oubliez pas au milieu des plats. Dites toujours que c'était bon, et n'occupez pas la place d'honneur, bien qu'habituellement on l'assigne au prêtre et au médecin[351]… Quand vous arrivez dans la maison, informez-vous avant d'aller voir le malade s'il s'est confessé, et s'il ne l'a pas fait, il doit le faire immédiatement, ou promettre de le faire incessamment[352] ».

On le voit bien ici, ces bons conseils visent surtout à rassurer le patient, avec à la clé la garantie d'une bonne rétribution. Citons

[351] Pour plus de détails quant aux similitudes dans la représentation du médecin et du prêtre au Moyen âge, voir Minois (Georges), *Le prêtre et le médecin. Des saints guérisseurs à la bioéthique*, Paris, CNRS, 2015

[352] Sigerist (H.), « Beside manners in the Middle Ages : the Treatise De Cautelis medicorum, attributed to Arnold of Villanova », in *On the history of medicine*, New York, MD publications, 1960, pp. 137-140

un autre ouvrage plus récent, le *Traité sur la fistule et les hémorroïdes*, paru au XIVe siècle, rédigé par le chirurgien anglais John Arderne (1307-1392), qui prodigue des conseils similaires, en insistant sur les bonnes manières, mais également sur les aspects pécuniaires : « Le médecin doit s'abstenir de trop parler, éviter de trop rire et plaisanter, fuir la compagnie des fripons et personnes malhonnêtes ; être sobre, car l'ivrognerie détruit la vertu, modéré, ne mépriser personne, éviter la familiarité excessive, être de bonne conversation en apprenant quelques bons proverbes applicables à son métier et rassurants pour les patients… et quelques bonnes et honnêtes histoires pour faire rire le patient, soit dans la bible, soit dans quelque autre tragédie… Abstenez-vous des prostituées, en paroles et en actes, car si vous les fréquentez en privé, il vous arrivera de faire des choses malhonnêtes en public…

Évitez toujours de réclamer une trop petite somme, car en demandant trop peu on fait baisser la valeur du marché et du produit… Le médecin, après avoir vu et inspecté le malade, même s'il lui semble qu'il va guérir, doit pronostiquer de grands périls s'il retarde le traitement. Et s'il voit que le patient coopère bien, alors, dès que son état le permet il doit demander sans hésiter une augmentation des honoraires, grande ou petite… Pour la guérison d'une fistule à l'anus, quand elle est guérissable, il devrait demander à un homme riche 100 marks ou 40 livres, avec des robes et une pension de 100 shillings à vie… Moi-même, je n'ai jamais dans toute ma vie pris moins de 100 shillings pour soigner cette maladie…

Que le docteur dise toujours que la guérison prendra deux fois plus de temps que ce qu'il pense nécessaire, et quand le patient s'étonnera de la rapidité de la guérison, que le médecin réponde que c'est parce qu'il a une constitution robuste, qu'il supporte très bien la douleur, qu'il a une bonne complexion et une chair saine, et d'autres raisons qui flattent le patient, car les patients sont fiers d'entendre ces choses… Le médecin doit avoir une tenue respectable, ne pas ressembler un jongleur, mais ressembler au clergé dans ses vêtements et son comportement[353] ».

---

[353] Aderne (John), *Treatises of fistula in ano, haemorrhoids and clysters*, Londres, D'Arcy Powers, 1910

Un autre *De cautelis medicorum*, rédigé au XVe siècle par l'anatomiste et médecin italien Gabriel de Zerbis (1445-1505), déconseille aux médecins de se critiquer ou de se contredire en public. L'ouvrage recommande également au médecin d'afficher son prestige, en habitant une grande maison, en employant de nombreux domestiques, et d'une manière générale en évitant de faire des activités dégradantes, ou de se lancer dans des activités politiques. Le médecin doit également adapter ses honoraires au statut social du patient, et ne pas hésiter à demander un prix élevé, d'autant plus que la règle d'or est : plus le prix est élevé et plus le service est valorisé[354].

En 1512, le médecin italien Clementi Clementini recommande ce qui suit : « Soignez charitablement les pauvres, et veillez à ce que cela se sache, c'est bon pour votre image ; instruisez-vous en philosophie, c'est toujours utile pour manipuler la foule ignorante ; faites-vous payer pendant que le patient souffre : on est plus généreux quand on a mal que quand on se croit guéri ; et bien sûr, exagérez toujours la gravité du mal : si le patient s'en sort, il sera d'autant plus reconnaissant, et s'il meurt on dira que vous l'aviez vu juste[355] ».

Enfin, citons l'excellent traité de Paracelse, publié en 1571, qui énumère les conditions que doit remplir tout bon médecin au XVIe siècle. Le texte, que Georges Minois appelle les « Dix commandements du médecin[356] », souligne une fois de plus la dimension religieuse du comportement de l'homme de l'art :

- « Il ne doit pas se croire capable de guérir toutes les maladies
- Il doit étudier chaque jour et mettre à profit l'expérience des autres
- Il doit traiter chaque cas avec soin et ne pas renoncer

---

354 French (R.), « The medical ethics of Gabriele de Zerbi », in *Doctors and ethics: the earlier historical setting of medical ethics*, Amsterdam, Rodopi, 1993, pp. 72-97

355 Clementini (Clementi), *Clementia medicinae noviter in lucem aedita*, Rome, 1512 ; voir également Schleiner (Winfried), *Medical ethics in the Renaissance*, Washington, Georgetown University Press, 1995

356 Minois (Georges), *Le prêtre et le médecin. Des saints guérisseurs à la bioéthique*, Paris, CNRS, 2015, p. 191

- Il doit être sobre, sérieux, chaste, vivre honnêtement et ne pas se vanter
- Il doit considérer son art plus que son salaire
- Il doit se protéger contre la maladie
- Il ne doit être ni bourreau ni prêtre ni apostat ni tenancier d'un établissement louche
- Il ne doit pas être marié à une bigote[357]
- Il ne doit pas être un moine défroqué[358]
- Il ne doit pas avoir une barbe rousse[359] . »

Les règlementations professionnelles

C'est dans l'Angleterre du XVIe siècle que sont élaborées les premières règlementations professionnelles des médecins, largement inspirées par le Serment d'Hippocrate. C'est à cette occasion que des néologismes apparaissent, et notamment les notions d'éthique et de déontologie. En 1803, le médecin anglais Thomas Percival (1740–1804) rédige un code moderne d'éthique médicale, le « *Medical Ethics, or a Code of Institutes and Precepts, Adapted to the Professional Conduct of Physicians and Surgeons* ». En 1845, le médecin français M. Simon s'en inspire largement pour rédiger une *Déontologie médicale ou des devoirs et des droits des médecins dans l'état actuel de la civilisation.*

Vers la fin du XIXe siècle, les syndicats de médecins français franchissent le pas en proposant la création d'un Conseil Supérieur de l'Ordre, qui ne verra finalement le jour que sous le régime de Vichy, le 7 octobre 1940. L'organe, malgré une certaine légitimité, sera toutefois considéré comme un instrument de l'ennemi. En atteste un article écrit en décembre 1944 par J. Garrigue, dans *Le médecin français*, journal médical de la Résistance : « Très rapidement, beaucoup de médecins, parmi ces membres, n'acceptèrent pas le rôle pour lequel ils avaient été choisis, et ainsi s'organisa la résistance au sein même d'un organisme qui avait été conçu pour être entièrement soumis à son créateur. Je ne cite que [...] le refus de dénoncer aux Allemands

[357] Femme affichant sa religiosité d'une manière hypocrite
[358] Qui a abandonné l'état ecclésiastique
[359] Paracelse, *L'excellent traité*, 1571

les blessés du maquis[360] ». Le conseil de l'ordre sera finalement dissous au lendemain de la Libération, pour être recréé par l'Ordonnance du 24 septembre 1945.

Dans la foulée, la fin de la Seconde Guerre mondiale voit aussi la création de l'Ordre des Pharmaciens. En fait, l'idée de créer une institution régulant l'exercice de la profession de pharmacien est ancienne, puisqu'elle était née déjà sous la IIIe République. La Loi du 21 Germinal An IX[361], qui régissait l'exercice de la pharmacie, s'était révélée insuffisante pour contrôler les trop nombreux charlatans, et encore moins les connivences entre médecins et pharmaciens, aussi peu scrupuleux les uns que les autres.

L'absence de vérification des aptitudes morales et scientifiques à exercer la profession, l'usage systématique de prête-noms, la multiplication anarchique du nombre des officines, la circulation de plantes médicinales et de préparations inconnues, l'absence de règlementation des prix, bref l'anarchie la plus totale caractérisait la pharmacie française jusqu'à la fin de la Seconde Guerre mondiale. Le 5 mai 1945, l'Association Générale des Syndicats pharmaceutiques de France (AGSPF), créée à la fin du XIXe siècle, finit par obtenir la création de l'Ordre national des Pharmaciens.

En réalité, la profession d'apothicaire avait commencé à être règlementée avec plus ou moins de succès dès le XIVe siècle. En France par exemple, Charles le Bel décide d'infliger une amende à « tout marchand ou apothicaire qui vendra confiture[362] ou médicament réputé faux ou mal préparé[363] ». Les apothicaires sont ensuite encadrés, tenus notamment d'employer des

---

360 Garrigue (J.), « Ordre d'hier et de demain », in *Le Médecin français*, n° 31, 25 décembre 1944, p. 3. Pour plus de détails, voir Devleth (D.), « La bataille pour l'ordre des médecins, 1944-1950 », in *Le mouvement social* n° 229, avril 2009, pp. 61-77

361 11 avril 1803

362 Au XIIIe siècle, ce mot désigne des aliments bouillis et conservés dans du miel ou du sucre. Ils sont préparés et vendus par des confiseurs apothicaires

363 *Journal de pharmacie et des sciences accessoires*, tome XXIII, Paris, Louis Colat, 1837

antidotaires[364] pour fabriquer leurs médicaments. Ils doivent désormais justifier d'une qualité médicale[365], et peuvent faire l'objet de contrôles, voire de condamnation à des amendes ou des peines corporelles s'ils ne respectent pas les règles de la profession.

Après la Seconde Guerre mondiale, en 1947, l'« Association Médicale mondiale » (AMM) est créée, prenant la suite de l'Association Professionnelle Internationale des Médecins d'Avant-Guerre. En 1948, elle élabore une version moderne du Serment d'Hippocrate, la « Déclaration de Genève », et en 1949 elle publie le Code international d'éthique médicale, suivi par un « Manuel d'éthique médicale », à caractère plus concret.

Le contrôle

Dans la Perse antique, lorsqu'un chirurgien estropiait son patient, il était soumis à la peine du *baodhôvarshta*, c'est-à-dire l'amputation de six doigts. C'est la raison pour laquelle les chirurgiens perses s'exerçaient longuement sur des animaux, chiens, bœufs, moutons, avant de commencer à inciser des patients[366].

Le chroniqueur grec du 1er siècle avant J.-C., Diodore de Sicile, mentionnait que « Les médecins égyptiens établissent le traitement des malades d'après des préceptes écrits, rédigés et transmis par un grand nombre d'anciens médecins célèbres. Si, en suivant ces préceptes du livre sacré ils ne parviennent pas à sauver le malade, ils sont déclarés innocents et exempts de tout reproche. Si, au contraire ils agissent contrairement aux

---

364 Recueil médiéval contenant des recettes de médicaments, étudié dans les facultés de Médecine, et dans lequel les formules sont classées par ordre alphabétique. On y trouve les recettes des préparations incontournables, telles que la *thériaque*, le *diacalamentum*, le *diamargariton,…*.

365 Par exemple, l'ordonnance royale du 25 avril 1777 « interdit aux épiciers et à toutes autres personnes de fabriquer, vendre et débiter aucuns sels, compositions ou préparations entrantes au corps humain en forme de médicament »

366 Velter (André) et Lamothe (Marie-José), *Les outils du corps*, Paris, Messidor, 1984, p. 33

préceptes, ils peuvent être accusés et condamnés à mort, le législateur ayant pensé que de gens trouveraient une méthode meilleure que celle observée depuis si longtemps et établie par les meilleurs hommes de l'art[367] ».

Autrement dit, lorsque c'est la loi qui décidait des diagnostics et des thérapies, les médecins n'étaient guère plus que des magistrats, et ils préféraient appliquer un traitement inefficace mais « écrit », plutôt que de faire œuvre d'initiative, et prendre alors le risque d'être sanctionnés.

En 1420 par exemple, le dénommé Jean Domrémi est traduit devant les tribunaux de l'église pour exercice illégal de la médecine. À cette occasion, la faculté de médecine de Paris fait un plaidoyer retentissant : « La médecine est une science qui demande beaucoup d'études, et très longues... et il incombe à un médecin d'être clerc et d'avoir l'expertise, mais Domrémi n'a rien de tout cela... Il ne connaît ni le latin, ni le français, il ne possède pas de livres, il ne sait pas lire, et il serait donc très dangereux de tomber entre ses mains...

Il dit qu'il connaît la médecine d'expérience, mais l'expérience n'est jamais certaine à moins qu'elle ne vienne de la science... Et si des patients soignés par Domrémi ont guéri, c'est parce qu'ils n'étaient pas très malades, et que la nature aurait fait le travail... Et s'il a bonne réputation parmi le peuple simple, et ignorant, cela ne prouve pas sa compétence, car comme le dit Hippocrate, le peuple simple ne sait pas distinguer entre un médecin compétent et incompétent. Et ledit Domrémi ne se vante pas de ceux qui sont morts ou dont l'état a empiré pendant qu'il les soignait[368] ».

La *hisbah*

Dans la civilisation arabo-musulmane, le respect de la dimension de responsabilité du médecin a été à l'origine de la

---

367 Velter (André) et Lamothe (Marie-José), *Les outils du corps*, Paris, Messidor, 1984, p. 18

368 Dumas (G.) et Wallis (F.), « Theory and practice in the trial of Jean Domremi », in *Journal of the history of medicine and allied sciences*, volume 54, n° 1, 1999, pp. 55-87

hisbah[369], système de contrôle original. À l'origine, la *hisba* est un principe islamique désignant le devoir d'ordonnancement du bien et d'interdiction du mal (*al amr bil maarouf wal nahy an al munkar*), particulièrement important dans le wahhabisme et le salafisme[370].

Sous le califat d'Omar Ibn Al khattab, des contrôleurs de poids et mesures vérifiaient la régularité des transactions sur les marchés. Le régime de contrôle s'est ensuite progressivement étendu à l'activité des médecins. Des inspecteurs avaient ainsi pour mission de surveiller les médecins et vérifier leur assiduité dans leur fonction.

Le juriste et mufti damascène Ibn Qayyim Al Jawziyya pose les bases du « médecin habile », qui devrait respecter vingt règles. Nous en avons retenu une : « L'examen de la maladie afin de savoir si elle est curable ou pas. Si elle se révèle incurable, le médecin ne devra pas être incité par l'avidité à administrer au malade un remède inefficace. Le médecin pourra recourir au traitement pour secourir la force et amoindrir la matière au cas où le mal est susceptible d'être atténué ».

Mohamed Ibn Mohamed Ibn al Ukhuwwa (1250-1329) était un *muhtasib*, sorte d'inspecteur fonctionnaire de la cité et des marchés. Dans son ouvrage *Al hisba,* il énumère les devoirs de sa fonction, et notamment la vérification du niveau de compétence des médecins. Pour cela, il les questionnait sur leurs études, leurs instruments, et leur faisait prêter le serment d'Hippocrate[371].

Dans le monde arabe, une quinzaine de *Mihnat attabib*, ouvrages traitant de l'évaluation des médecins, ont ainsi été rédigés entre le IXe et le XIIIe siècle. La plupart soulignent l'importance des connaissances scientifiques, mais également les valeurs morales du médecin.

---

369 De la racine arabe *hsb*, calculer, par extension rendre compte

370 Pour plus de détail, voir Barrucand, Bazar, in Collectif, *Dictionnaire de l'Islam, religion et civilisation*, Paris, Encyclopaedia Universalis, 2015

371 Nutton (Vivian), *The Discources of European Practitionners in the Tradition of the Hippocratic Texts*, Grande Bretagne, Cambridge University Press, 2009, pp. 359-362

Chapitre XI
FOURNIR DES CADAVRES

Nous avons eu l'occasion de le constater *supra*, les médecins, et plus spécifiquement les chirurgiens, n'hésitaient pas à verser dans la criminalité pour déterrer des cadavres, voire les décrocher des gibets, afin de parfaire leurs connaissances anatomiques. Conscientes de cette nécessité, et probablement dépassées par les évènements, les autorités avaient commencé dès la fin du XIVe siècle à lever les interdits sur la dissection, voire à fournir un quota de cadavres à cet usage.

L'historien français Ernest Wickersheimer (1880-1965) rapporte ainsi : « Bologne fut donc l'initiatrice, justifiant sa fière devise : *Bolonia docet*[372]. D'autres universités ou Collèges de médecins d'Italie lui emboîtèrent le pas : Padoue en 1341, Venise en 1368, Florence en 1388. En Espagne, on dissèque à Lérida à partir de 1391, à Prague en 1460, à Tubingue en 1485. En France il n'y a guère que Montpellier et Paris qui entrent en ligne de compte.

Les dissections étaient encore inconnues à Montpellier du temps de Guy de Chauliac, c'est-à-dire au milieu du XIVe siècle, mais en 1376 un mandement de Louis, duc d'Anjou, prescrivait de remettre chaque année à l'Université le corps d'un supplicié. À Paris où dès 1407 la Faculté de médecine procède à une autopsie, les dissections ne sont pas mentionnées avant 1478 dans les registres de la compagnie, tenus au jour le jour par les doyens[373] ».

Ce sont donc les universités de médecine des cités-républiques italiennes qui ont initié la dépénalisation de la

---

372 Bologne enseigne

373 Wickersheimer (Ernest), *La médecine au XVIIe siècle*, Paris, 1932 ; voir également, du même auteur, *La médecine et les médecins en France à l'époque de la Renaissance*, Paris, 1905

dissection. Tout avait commencé à Bologne, car c'est au sein de sa prestigieuse université de médecine que, en 1319, une retentissante affaire avait mis en accusation un maître et son étudiant pour avoir déterré et disséqué une dépouille ensevelie au cimetière.

Les autorités autorisaient parfois les universités de médecine à prélever un quota de cadavres frais, pour un strict usage d'enseignement ou de recherche. En atteste par exemple l'arrêté suivant, en date du 12 mars 1633, qui autorise le bourreau à entreposer les corps des suppliciés[374] avant de les revendre à un médecin :

ARRESTS
PORTANS DEFENSES
D'ENLEVER LES CADAVRES
fans permiffion du doyen de la faculté de médecine de Paris, de faire anatomie qu'en la préfence d'un docteur de ladite faculté, aux officiers de juftice de prendre aucuns droits pour l'enlèvement defdits cadavres, & à l'éxécuteur de la haute juftice d'exiger plus grande fomme que de trois livres.

(Source : Sournia (Jean-Charles), *Histoire de la médecine et des médecins*, Paris, Larousse, 1991, p. 281)

L'Église, et même la terrible Inquisition fermaient souvent les yeux sur les dissections clandestines, comme le souligne Jean-Charles Sournia : « Cette tolérance, qui peut paraître, pour certains une hypocrisie sociale, se manifestera longtemps[375] ». À Padoue, le juge Marcantonio Contarini, connu sous le nom de « il filosofo », prend même la peine d'avancer ou retarder les exécutions en fonction des besoins de Vésale en cadavres frais[376].

---

[374] A cet effet, le bourreau dispose d'un appentis, qui abritait également ses instruments. Pour plus de détails, voir Bastien (Pascal), *L'exécution publique à Paris au XVIIe siècle : une histoire des rituels judiciaires*, Seyssel, Champ Vallon, 2006, pp. 125 et 188

[375] Sournia (Jean-Charles), *Histoire de la médecine et des médecins*, Paris, Larousse, 1991, p. 228

[376] Minois (Georges), *Le prêtre et le médecin. Des saints guérisseurs à la bioéthique*, Paris, CNRS, 2015, pp. 147-148

En Angleterre, la loi est plus permissive encore : le philosophe français des Lumières Louis-Sébastien Mercier (1740-1814) précise ainsi : « En France, le criminel ne peut pas se vendre de son vivant, ainsi qu'il le fait à Londres[377] ». En effet, les criminels condamnés pouvaient vendre, de leur vivant, leurs propres corps à un médecin, avant même l'exécution, et avaient toute latitude pour négocier leur prix.

Le polygraphe[378] français Pierre Jean-Baptiste Nougaret (1742-1823) écrit à ce propos : « Ceux-ci [les condamnés] les vendent eux-mêmes dans l'intervalle qui a lieu entre le jugement rendu et son exécution. Ces misérables font ces sortes de marché avec un sang-froid imperturbable, mettent à leur cadavre un prix plus ou moins élevé, suivant leur structure, et font des orgies avec le prix qu'ils reçoivent, en attendant de passer sur l'échafaud[379] ».

Ces pratiques médicales pour le moins obscures vont largement alimenter l'humour noir anglais. En atteste cette anecdote rapportée par le politicien français François le Harivel[380] (1812-1850), et qui circule encore dans les salles de garde des hôpitaux du monde entier : « On raconte l'histoire suivante : un faux-monnayeur vend son corps à un chirurgien. Le condamné reçoit la somme promise, la dépense, puis se tourne vers le médecin en lui disant qu'il a oublié de lui demander s'il savait disséquer les cendres. Pourquoi cela ? dit le chirurgien. C'est, répondit l'autre, que j'ai été condamné à être brûlé vif[381] ».

On retrouve cette étrange culture britannique de revente du corps du supplicié de son vivant, dans l'Amérique du XVIIIe-XIXe siècles, comme en témoigne l'historien américain Stuart

---

377 Mercier (Louis-Sébastien), *Tableau de Paris, XLI, Le Bourreau*, Paris, Pagnerre, 1853, p ; 127

378 Auteur écrivant sur des domaines variés

379 Nougaret (Pierre Jean-Baptiste), *Londres, la cour et les provinces d'Angleterre, d'Ecosse et d'Irlande ou Esprit, mœurs, coutumes*, tome II, Paris, Briand, 2016, p. 223

380 Négociant en toiles, il est député d'Ille-et-Vilaine de 1853 à 1859

381 Le Harivel (François), *The Self-Instructor, a plan for teaching languages*, Londres, Simpkin, 1835, p. 150

Allan Banner dans ses récits[382]. On retrouve ici deux pensées antagonistes qui sont au fondement de l'appropriation du corps dans les cultures française et britannique, comme l'explique le philosophe français Grégoire Chamayou : « Au modèle français de la souveraineté, où le bourreau vend, par délégation du souverain, le corps dont il a la charge, s'oppose celui, libéral et lockéen[383], de libre disposition de soi-même sur la propriété de soi – un principe poussé ici jusqu'à ses plus déroutantes conséquences : la vente de soi par soi, la cession par soi de sa future dépouille[384] ».

Le plus étonnant ici est cette indifférence du médecin, qu'il soit français ou anglais, à l'origine pour le moins sordide de son « matériel anatomique ». Il est en effet sidérant de voir qu'une personne instruite et vouée à la sauvegarde d'autrui en arrive à négocier la dépouille d'un être encore vivant !

D'autant plus que les négociations sont souvent âpres, soutenues par une vive concurrence entre barbiers, chirurgiens et médecins. Au point que l'on en venait fréquemment aux mains pour arracher une dépouille des mains encore ensanglantées du bourreau.

Les émeutes anatomiques

Le médecin français Maurice Reynaud (1834-1881) témoigne du comportement hystérique des médecins au pied de l'échafaud, dans la France du XVIIe siècle : « Les seuls cadavres dont on pût disposer alors étaient fournis par le bourreau, ce qui fort heureusement, n'arrivait pas tous les jours. Il en résultait, chose triste à dire, qu'une exécution était une fête pour les Écoles[385]. On s'y préparait à l'avance, et c'était à qui en profiterait. De

[382] Banner (Stuart Allan), *The death penalty*, Cambridge, Harvard University Press, 2003, p. 80

[383] Selon la doctrine du philosophe anglais John Locke (1632-1704), chaque homme est seul propriétaire de sa personne, de sa vie, de sa liberté et de ses biens

[384] Chamayou (Grégoire), *Les corps vils. Expérimenter sur les êtres humains aux XVIIIe et XIXe siècles*, Paris, La Découverte, 2008, pp. 26-27

[385] Entendre les écoles de médecine

nombreux arrêts avaient réservé au seul doyen le droit de faire enlever les corps morts, et défendaient au lieutenant criminel, ainsi qu'à ses agents subalternes, de les livrer autrement que sur une autorisation écrite du doyen, revêtue du sceau de la faculté. Mais le nombre même de ces arrêts ne prouve que l'impuissance où l'on était de les faire exécuter.

Voici ce qui arrivait : lorsqu'une exécution devait avoir lieu, des écoliers en chirurgie, des apprentis barbiers se réunissaient sur la place de Grève[386], où il ne leur était pas difficile de recruter des gens de la plus infâme populace, des bateliers, des crocheteurs, armés d'épées et de bâtons. À peine le supplice terminé, on se précipitait sur le cadavre encore chaud, on l'emportait de force dans la boutique de quelque chirurgien, où l'on se barricadait contre la maréchaussée.

Cependant ces désordres restaient souvent impunis. Si la faculté en était instruite, elle envoyait un bedeau[387] réclamer le cadavre ainsi dérobé. Ce fonctionnaire était invariablement mis à la porte… J'ai sous les yeux le procès-verbal d'une scène de ce genre naïvement racontée par un malheureux huissier, qui y avait été acteur et victime. Chargé d'opérer la saisie d'un cadavre au collège de Saint-Côme, il y trouva, au milieu d'un nombreux auditoire, trois professeurs (en robe et en bonnet !) occupés à faire une démonstration. Il fut accueilli par des huées, séparé de ses gens, roué de coups ; et, comme la force publique allait intervenir les écoliers coupèrent le cadavre en morceaux, plutôt que de le laisser tomber entre les mains de la Faculté[388] ».

Cette sombre image du chirurgien, de l'anatomiste, voire du médecin, va perdurer tout au long du XVIIIe siècle. Elle sera à l'origine de nombreuses « émeutes anatomiques » au pied des

---

[386] Aujourd'hui place de l'hôtel-de-ville-esplanade de la libération à Paris, c'était une grève, plage de gravier où l'on déchargeait les marchandises arrivant par la Seine. Les hommes sans emploi y trouvaient facilement du travail, d'où l'expression « faire grève », au sens premier de « se tenir sur la place de grève en attendant de l'ouvrage ». Le site était connu pour être le théâtre des exécutions publiques, depuis 1310

[387] Messager de justice, sorte d'huissier

[388] Reynaud (Maurice), *Les médecins au temps de Molière, mœurs, institutions, doctrines*, Paris, Didier, 1862, pp. 304-305

gibets, la foule se retournant contre les chirurgiens au moment où ils essaient de récupérer le corps du supplicié[389]. Dans l'imaginaire collectif, l'acharnement post-mortel ne fait plus partie intégrante du supplice, et on considère désormais que le criminel a suffisamment payé de sa personne. Sans oublier que les proches du supplicié ont bien l'intention de récupérer la dépouille pour l'enterrer selon leurs rites.

Jean Baptiste Falcon[390] rapporte le cas de l'une de ces émeutes, survenue à Lyon le 27 novembre 1768 : « Des rumeurs sinistres circulèrent parmi le peuple : on affirmait que les médecins arrêtaient les passants pendant la nuit et qu'ils leur brisaient les membres, pour enseigner aux élèves le traitement des fractures ; on disait que des enfants avaient été enlevés et disséqués vivants. Ces bruits odieux prirent de la consistance : un dimanche (c'était le 27 novembre), des femmes passant sur le quai s'arrêtèrent devant la salle de dissection…

Une d'entre elles soutint qu'elle savait positivement qu'un enfant venait d'y être porté. En peu d'instants un attroupement considérable se forma : après avoir proféré force imprécations, toute cette multitude, s'enivrant de sa colère, se précipita furieuse contre la chapelle, força une porte, pénétra dans l'école de dessin, et brisa avec rage tout ce qui se trouvait sous sa main...

On assembla en hâte les soldats du guet… Cette troupe eut un véritable siège à soutenir ; elle fut assaillie à coups de pierres, et contrainte de faire feu… On dit qu'il y eut trois cents tués et un plus grand nombre de blessés ; enfin l'émeute cessa et la force militaire demeura maîtresse du collège. Le lendemain un calme parfait régnait dans la ville ; mais beaucoup de médecins et de chirurgiens s'étaient enfuis[391] ».

Le physicien italien Giovanni Aldini (1762-1834) explique dans quelle mesure seule l'exécution est en mesure de fournir des cadavres sains et frais : « Les cadavres d'hommes qui avaient

---

389 Tierney (T.), « Anatomy and governmentality: A Foucaldian perspective on death and medicine in modernity », *in Theory and event*, 2, 1, 1998, pp. 2-50

390 Connu pour avoir inventé le métier à tisser la soie

391 Monfalcon (Jean Baptiste), *Histoire de la ville de Lyon*, tome II, Paris, Dumoulin, 1847, p. 825

succombé à une maladie étaient peu propres à son objet étant donné qu'en eux tous les ressorts de la fibre sont déjà détruits : il fallait donc saisir le cadavre humain dans le plus haut degré de la conservation des forces vitales après la mort ; et pour cela, je devais, pour ainsi dire, me placer à côté d'un échafaud, et sous la hache de la loi, pour recevoir de la main du bourreau des corps ensanglantés sujets seuls vraiment propres à mes expériences.

Je profitai donc de l'occasion de deux criminels décapités à Bologne, que le gouvernement accorda à ma curiosité physique. La jeunesse de ces suppliciés, leur tempérament robuste, la plus grande fraîcheur des parties animales, tout cela m'inspira l'espoir de recueillir des résultats utiles des expériences que je m'étais auparavant proposées[392] ».

La céroplastie

Étant données les difficultés à se procurer des cadavres frais, et en l'absence de procédé efficace de conservation des cadavres, la céroplastie s'est progressivement imposée comme un substitut imputrescible du corps disséqué. La technique, qui consiste à mouler un modèle en cire sur nature, à le retravailler puis à le colorer selon le modèle original, se développe dans l'Italie de la fin du XVIIe siècle, et y perdure jusqu'à la fin du XIXe siècle. Elle y a connu un grand succès à Bologne et à Florence, dont les officines sont devenues de véritables ruches « d'hommes de cire ». De fait, les modèles anatomiques italiens constitueront la base de l'enseignement médical en France, à la Révolution.

La céroplastie se développe d'abord comme une sorte de sous-discipline de l'anatomie, avec notamment les œuvres impressionnantes de l'abbé sicilien Gaetano Giulio Zumbo (1656-1701). Au XIXe siècle, la mode de la céroplastie est encore largement portée par l'engouement pour la monstruosité. Les artistes céroplasticiens s'intéressent notamment à la représentation des pathologies les plus repoussantes, ce qui relègue leurs œuvres dans les foires et les cabinets de curiosité.

[392] Aldini (Giovanni), *Essai théorique et expérimental sur le galvanisme, avec une série d'expériences*, tome I, Paris, Fournier fils, 1804, p. 122

Chapitre XII
LA CARICATURE

Pour l'ensemble des raisons que nous avons examinées jusqu'ici, le médecin a depuis toujours été une cible privilégiée de railleries. Les romans, poèmes, pièces de théâtre, et plus tard le cinéma mettront ainsi le mauvais médecin, et plus encore le médecin mauvais, au centre de leurs thématiques. Au point qu'un genre nouveau va naître, qui sera à l'origine de la science-fiction au XIXe siècle.

La littérature

La rapacité du médecin a été un thème récurrent dans la littérature. En 1170, un moine de Canterbury, Nigel de Longchamps (1135-1198), écrit une fable satirique, *Speculum stultorum*[393], dans laquelle il accuse les médecins d'exagérer l'état des patients afin d'en tirer un bénéfice[394]. Dante[395] et Boccace[396] reprennent ensuite avec succès ce thème de la cupidité du médecin dans leurs œuvres.

En 1355, Pétrarque (1304-1374) publie quatre *Invectives* particulièrement féroces contre les médecins, qu'il traite de « avares », « ambitieux », « manipulateurs », « menteurs », « dégoûtants », « ignorants ». Son œuvre reflète une certaine réalité de son époque. En effet, l'humaniste florentin est témoin

---

393 Miroir des fous. Voir S*peculum Stultorum*, John H. Mozley et Robert R. Raymo, Berkeley, 1960

394 De Longchamps (Nigel), *Speculum stultorum*, Berkeley, University of California Press, 1960

395 Dante, *Banquet*, III, 11

396 Boccace, *Décaméron*, 1ère journée

de l'acharnement de nombreux médecins autour du pape Clément VI, de décembre 1351 à sa mort le 6 décembre 1352[397].

Constatant leur inutilité et leur appât du gain, Pétrarque finit par rendre publique son indignation contre le corps médical. D'ordinaire élégant et raffiné dans ses propos, le poète apparaît, dans certaines parties de son œuvre, particulièrement grossier : « Vous, les médecins, il est notoire que vous mentez chaque jour… Vous n'êtes jamais d'accord entre vous, vous prétendez parler de tous les sujets, et vous oubliez votre propre profession, qui consiste, je vous le rappelle, à inspecter l'urine et d'autres matières que la honte m'interdit de mentionner…

Vous pataugez dans les pots de chambre… Est-il surprenant qu'au milieu de ces endroits blafards, sombres, jaunâtres, vous soyez vous-mêmes blafards, sombres et jaunâtres ? Fouilles-merdes au sens le plus littéral qui soit, vous osez vous dire philosophes ? « Je suis médecin » : entendez-vous cela, Apollon, vous qui avez inventé la médecine, et vous, Asclépios, qui l'avez développée ? « Donc je suis un philosophe » : entendez-vous cela, Pythagore, vous qui avez inventé ce nom ? Pleurez, fondateurs des arts !

Paré d'un voile de prêtre, un âne piétine votre domaine, se vante d'être un philosophe et revendique pour lui la philosophie. Vous n'êtes que des « machines mercenaires[398] » ; vous vous attribuez les titres de philosophe et de médecin, et vous en ajoutez un autre : maître rhétoricien. Puisque vous aimez tant les titres, ajoutez-en un quatrième : vous êtes un égout large et profond[399] ».

Pétrarque n'a pas tout à fait tort. Car l'histoire regorge de cas où les médecins, incapables de prendre une décision, se concertent, se disputent, jusqu'à ce que le patient succombe à son mal. L'historienne byzantine Anne Comnène (1083-1153)

---

397 Le pape souffrait de la goutte et avait dû s'aliter à la fin de l'automne 1351. Même Guy de Chauliac, appelé en consultation, ne peut que constater la gravité des calculs rénaux qui provoquaient des abcès purulents

398 Expression que l'on retrouve aujourd'hui, pour qualifier les grands noms de la médecine privée

399 Pétrarque, *Invectives*, Harvard University Press, 2003

attribuait ainsi publiquement la mort de son père, l'empereur Alexis Ier, aux désaccords entre les médecins de la cour : « Chacun diagnostiquait différemment et préconisait un traitement conforme à son diagnostic[400] ». On retrouve souvent dans la littérature des cas, réels ou fictifs, de patients décédés pour n'avoir pas pu faire l'objet d'un consensus auprès du corps médical.

En 1522, le théologien Érasme (1467-1536) met en scène un dialogue entre Phèdre et Marcolph, imputant le décès de Georges la Baléare au désordre causé par la pléthore de médecins :

« Phèdre : quand la mort se fut annoncée par des indices certains, le chœur des médecins, qui soignaient la maladie depuis longtemps, commença à réclamer ses honoraires sans toutefois montrer qu'il n'y avait plus d'espoir.

Marcolph : Combien étaient-ils ?

Phèdre : Parfois dix, parfois douze, jamais moins de six

Marcolph : Assez, par conséquent, pour tuer un homme bien portant

Phèdre : Une fois l'argent compté, ils prévinrent discrètement les proches que la mort ne tarderait pas : ceux-ci devaient donc prendre les dispositions nécessaires au salut de l'âme. Quant à celui du corps, il n'y avait plus d'espoir…

Ceux-ci [Les médecins] déclarèrent qu'ils étaient des médecins, non des dieux. Tout ce qui relevait de l'art, ils l'avaient fait, mais aucune médecine ne pouvait lutter contre une nécessité inéluctable…

Ils n'étaient pas d'accord entre eux sur la nature de la maladie. L'un parlait d'hydropisie, l'autre de tympanite[401], le troisième d'un abcès intestinal, et ainsi de suite. Pendant toute la durée du traitement, ils s'étaient âprement disputés au sujet de la nature du mal[402] ».

Quelques années plus tard, en 1534, Érasme vieillissant aborde le thème de *l'Ars moriendi*[403] en rédigeant *La préparation à la*

---

400 Comnène Anne, *Alexiade*, XV, II

401 Météorisme

402 Érasme, *Colloques, Les funérailles,* in *Œuvres*, p. 399

403 Art de bien mourir. A l'origine, il s'agit du titre de deux textes latins datant respectivement de 1415 et 1450, qui suggéraient des conseils

mort. Il y recommande d'éviter le trop grand nombre de médecins au chevet d'un malade : « Mais pas de médecins en foule… Le trop grand nombre de médecins a souvent causé la mort des malades… Dans leur zèle officieux, chacun d'entre eux donne un conseil différent ; chacun veut, au péril du malade, étaler sa science et pendant ce temps-là on entasse remède sur remède[404] ».

Le thème est ensuite repris par de nombreux hommes de lettres du XVIIe siècle. Dans sa fable *Les médecins*, Jean de la Fontaine (1621-1695) met en scène deux illustres docteurs, nommés *Tant-pis* et *Tant-mieux*, appelés au chevet d'un malade.

L'un considère le patient perdu, tandis que l'autre le voit déjà guéri, ce qui conduit à une fin tragique :

« Tous deux s'étant trouvés différents pour la cure
Leur malade paya tribut à sa nature.
Après qu'en ses conseils Tant pis eut été cru
Ils triomphaient encore sur cette maladie
L'un disait : il est mort je l'avais bien prévu
S'il m'eut cru disait l'autre il serait plein de vie[405] ».

La fable rencontre un grand succès auprès du public, car beaucoup de personnes semblent s'y être reconnues. Au point que le graveur français Jean-Baptiste Oudry (1686-1755) illustrera cette consultation mémorable au début du XVIIIe siècle[406].

À propos de Guy-Crescent Fagon, premier médecin de Louis XIV, la Princesse Palatine[407] écrit en 1693 : « Il a vivement expédié la Reine en béatitude éternelle », puis à nouveau en 1719 : « Je suis persuadée que si le Roi qui n'a atteint que l'âge de 77 ans n'avait pas été purgé par Fagon si souvent et d'une

---

pour mourir en bon chrétien. L'explosion de la mortalité conséquente à la peste noire fondera par la suite une véritable tradition littéraire de ces guides de décès

[404] Érasme, *La préparation à la mort, 1534*

[405] Jean de la Fontaine, *Fables*

[406] *Le docteur Tant-pis et le docteur Tant-mieux*, Bibliothèque Nationale de France, Paris

[407] Élisabeth-Charlotte du Palatinat, épouse de Philippe d'Orléans, frère de Louis XIV

manière si inhumaine, il aurait été de beaucoup au-delà de 80 ans, mais il le purgeait jusqu'au sang[408] ».
Le philosophe français Claude-Henri de Rouvroy, comte de Saint-Simon (1760-1825) écrit dans ses Mémoires à propos de Fagon : « Il était entêté et refusa des médecins consultants au chevet de Monseigneur le Dauphin. Il entassait remède sur remède sans en attendre les effets… Pour traiter la goutte[409], il emmaillotait le Roi dans un tas d'oreillers de plume[410] ».
La goutte était d'ailleurs une maladie emblématique de la caricature médicale. L'historienne française Danielle Gourevitch souligne ainsi : « Elle [la goutte] était bien connue des médecins qui tentaient de la soigner sans vraiment y parvenir : en fait, c'est elle qui permit de faire la pleine lumière sur leur totale incompétence thérapeutique[411] ».

Le cas de l'empereur allemand Frédéric III (1831-188) est un autre exemple bien connu, car transmis par la littérature – médiatisé dirions-nous aujourd'hui – de l'inefficacité des médecins agissant d'une manière collégiale. Atteint d'un cancer du larynx, le Kronprinz[412] reçoit des conseils fortement contradictoires de la part de ses médecins. En Allemagne, le docteur Ernst Von Bergmann propose une judicieuse mais risquée ablation du larynx, tandis que le docteur Rudolf Virchow s'y oppose, effrayé par la dangerosité de l'acte. Le célèbre laryngologue britannique Morell Mackenzie, qui n'a pas reconnu le cancer de l'empereur, conseille quant à lui une simple cure en Italie, ce que Frédéric III et son épouse finissent par accepter.

---

408 Pouget (Régis), *Médecins de Molière et médecins de Proust*, Académie des Sciences et Lettres de Montpellier, novembre 2010, p. 389

409 Excès d'acide urique dans le sang, qui se manifeste généralement par une crise d'arthrite aiguë

410 Saint Simon, *Mémoires*, IX

411 Gourevitch (D.), « Le triangle hippocratique dans le monde gréco-romain. Le malade, sa maladie et son médecin », in Appelboom (Thierry), *Les affections rhumatismales dans l'art et dans l'histoire*, Bruxelles, René Malherbe, 1988, p. 66

412 Jusqu'en 1918, désignation du prince héritier dans les empires allemand, autrichien et austro-hongrois

Balloté entre des avis médicaux par trop contraires, l'empereur finit par décéder le 15 juin 1888, déclarant « Je ne peux pas mourir… Qu'arriverait-il à l'Allemagne ? ». Ses dernières paroles sont prémonitoires, car son décès, imputé aux médecins de la cour, aura en quelque sorte favorisé l'avènement de la Grande Guerre, au travers de l'arrivée au pouvoir précoce de son fils Guillaume II, autoritaire et impulsif[413].

Il faut toutefois préciser que les médecins novateurs ont parfois été taxés de charlatans, voire de fous à lier. Les travaux du chirurgien italien Gaspare Tagliacozzi[414] (1545-1599) ont par exemple été moqués, bien que ce dernier ait été un précurseur en matière de chirurgie réparatrice du nez. Sa technique, pour le moins originale, consistant à greffer la chair du bras sur le nez, les lèvres ou les oreilles mutilées, lui avait valu le surnom de « chirurgien des miracles ». Mais on se moqua de lui toute sa vie durant, et même après sa mort sa dépouille fut exhumée et jetée dans une fosse. Voltaire avait également écrit un poème ironique sur l'œuvre alors incomprise de Tagliacozzi :

« Ainsi Taliacotius
Grand Esculape d'Etrurie
Répara tous les nez perdus
Par une nouvelle industrie :
Il vous prenait adroitement
Un morceau du cul d'un pauvre homme,
L'appliquait au nez proprement ;
Enfin il arrivait qu'en somme,
Tout juste à la mort du prêteur,
Tombait le nez de l'emprunteur,
Et souvent, dans la même bière,
Par justice et par bon accord,

---

[413] Guerrier (Yves), Mounier-Kuhn (Pierre), *Histoire des maladies de l'oreille, du nez et de la gorge*, Paris, Roger Dacosta, 1980, pp. 425-426

[414] De son vrai nom Trigambe, mais renommé par son biographe en référence à sa ville natale de Tagliacozzo. Il a mis au point une technique de greffe du nez, dite « greffe italienne », qui sera largement employée pour traiter les « gueules cassées » lors de la Grande Guerre. Voir son ouvrage *Chirurgia nova de nasium, aurium, labiorumque defectu per insitionem cutis ex humero*

On remettait au gré du mort
Le nez auprès de son derrière[415] ».

Il est vrai qu'il était parfois difficile de distinguer entre l'action ingénieuse d'un médecin, et celle proprement loufoque d'un charlatan.

La littérature de science-fiction

On sait que la riche littérature de science-fiction du XIXe siècle va s'appuyer sur une série de faits réels. En particulier, la figure du médecin apprenti sorcier naît progressivement d'une série d'expériences sordides, menées par d'obscurs chirurgiens, voire par des médecins de renom[416].

À la fin du XVIIIe siècle, lorsque la guillotine joue à plein, de nombreuses expériences sont faites par des médecins sur les têtes décapitées. Le chirurgien allemand Heinrich Palmatius von Levelling (1742-1798) mène ainsi une série d'expériences, dont on peut se demander aujourd'hui encore si elles étaient l'œuvre d'un médecin génial, ou d'un scientifique fou.

Le but de ses macabres expérimentations était de vérifier si les mouvements observés sur des têtes fraîchement décapitées – et elles étaient nombreuses en cette période de règlements de comptes – étaient commandés par un cerveau encore conscient, ou s'il s'agissait plus simplement d'une contractilité musculaire rémanente : « Pour s'en assurer le médecin Leveling conduit sur les conseils de Sömmering[417] des expériences sur les lieux mêmes du supplice : ayant irrité la partie de la moelle épinière qui était restée attachée à la tête, il voit le visage saisi d'horribles grimaces[418].

---

415 Guerrier (Yves), Mounier-Kuhn (Pierre), *Histoire des maladies de l'oreille, du nez et de la gorge*, Paris, Roger Dacosta, 1980, p. 260

416 Barras (V.) et Panese (F.), « L'utopie médicale de la réanimation des corps (XIXe-XXe siècles) », in *Mouvements* 2006/3 n° 45-46, Paris, La Découverte, 2006, pp. 36-42

417 Samuel Thomas von Soemmering (1755-1830), médecin allemand spécialiste des nerfs crâniens

418 Le 17 juillet 1793, lorsque Charlotte Corday, meurtrière de Jean-Paul Marat, est guillotinée à Paris, un grand débat va agiter le monde médical sur la nature des mouvements d'une tête décapitée. En effet,

Devant une telle évidence, Sömmering avoue même regretter d'avoir inconsidérément engagé son confrère à faire de telles expériences. Il ajoute que si l'air circulait encore dans les organes de la voix, les têtes pourraient parler. Il y a donc bien survie de la conscience dans la tête coupée[419] ».

Une autre expérience, non moins morbide, est pratiquée post-mortem par deux médecins, le 9 juin 1864, place de la Roquette à Paris[420]. Henri Pigaillem nous en livre les détails sordides : « En 1864, le docteur Couty de la Pommeraie, auteur d'un double meurtre, fut condamné à être guillotiné[421]. Le chirurgien Alfred Velpeau vint le trouver dans son cachot la veille de son exécution pour lui demander, au nom de la science, de cligner l'œil autant de fois que possible lorsque la tête aura roulé dans le panier, ceci afin de calculer le temps réel que mettait un guillotiné à mourir. Le 9 juin, Couty de la Pommeraie monta sur l'échafaud, et lorsque le couperet fut tombé sur sa nuque, il fit un clin d'œil et demi à Velpeau[422] ».

La littérature médicale regorge de sombres expériences menées par d'obscurs médecins. La plus fantasque de ces expériences, et qui en même temps est attestée par des témoignages dignes de foi, est probablement celle conduite à Glasgow, en 1818, par le chirurgien écossais Andrew Ure.

Il s'agit d'une expérience galvanique pour le moins spectaculaire, menée sur le cadavre d'un criminel « fraîchement » pendu dénommé Matthew Clydesdale : « Le

---

lorsque la tête tombe, le bourreau la ramasse et lui applique deux soufflets avant de la montrer à l'assistance. Les joues rougissent alors, lançant immédiatement une polémique : si les joues ont ainsi rougi, c'est forcément que la tête, bien que séparée du tronc, est encore capable de manifester une émotion. Un véritable défi pour la communauté des médecins de l'époque

419 Chamayou (Grégoire), *Les corps vils. Expérimenter sur les êtres humains aux XVIIIe et XIXe siècles*, Paris, La Découverte, 2008, p. 41

420 Les dalles qui soutenaient la guillotine y sont encore visibles

421 Edmond-Désiré Couty de la Pommerais, condamné à mort à Paris, pour avoir empoisonné sa belle-mère et l'une de ses maitresses à la digitaline

422 Pigaillem (Henri), *Au chevet de l'histoire. Dictionnaire historique de la médecine*, Paris, Télémaque, 2015, p. 67

sujet de ces expériences était un nommé Clydesdale, condamné comme meurtrier à être pendu. Il était de taille athlétique, très musclé, et âgé d'environ trente ans. Il avait été suspendu près d'une heure, et il fut apporté au théâtre anatomique environ dix minutes après qu'on eut coupé sa corde. Son visage était parfaitement naturel, ni livide, ni tuméfié, et son col n'avait éprouvé aucune dislocation…

Première expérience. On fit une grande incision à la partie postérieure du col, immédiatement sous l'occiput. On enleva avec le forceps à os la moitié postérieure de la vertèbre atlas[423], ce qui mit à découvert la moelle de l'épine. On fit en même temps une incision considérable à la hanche gauche, par laquelle on mit à nu le nerf sciatique ; enfin on fit une petite ouverture au talon. Il ne sortit pas une goutte de sang de ces ouvertures. On mit alors l'un des conducteurs pointus formant l'un des pôles de la batterie, en contact avec la moelle épinière, et l'autre conducteur polaire fut appliqué au nerf sciatique. Tous les muscles du corps furent alors secoués à la fois ; et cette convulsion universelle ressemblait à l'effet d'un frisson violent qu'aurait éprouvé le corps vivant…

Seconde expérience. On mit à nu le nerf phrénique gauche, vers le bord extérieur du muscle sternothyroïdien, trois à quatre pouces au-dessus de la clavicule ; l'incision de la peau ayant été faite au bord du muscle sterno-cléido-mastoïdien. Comme ce nerf se distribue au diaphragme, et comme il communique aussi avec le cœur par la huitième paire, on présumait qu'en soumettant cette branche particulière du système nervo-musculeux à l'action galvanique, on pourrait peut-être rétablir le mouvement respiratoire. En conséquence, après avoir fait une petite incision sous le cartilage de la septième côte, on mit l'un des pôles de l'appareil en contact avec le centre principal du diaphragme, tandis que l'autre pôle était appliqué au col, sur le nerf phrénique… Le succès fut vraiment extraordinaire. Une respiration pleine et laborieuse commença à l'instant ; la poitrine se soulevait et s'abaissait ; l'abdomen éprouvait des mouvements correspondant à ceux du diaphragme.

---

[423] Première vertèbre cervicale (C1). De même que le géant Atlas portait la voûte céleste sur ses épaules, cette vertèbre soutient la tête

Troisième expérience. On mit à nu le nerf sus-orbital à l'endroit du front où il sort du trou supra-ciliaire au-dessus du sourcil ; on mit en contact avec ce nerf l'un des pôles de l'appareil, et l'autre avec le talon. On vit alors se manifester sur la face les grimaces les plus étranges… La rage, l'horreur, le désespoir, l'angoisse, des sourires atroces se peignaient tour à tour sur la face du meurtrier, avec une expression hideuse qu'aucun pinceau ne pourrait rendre. Plusieurs des curieux s'enfuirent en frissonnant, et l'un d'eux perdit connaissance.

Quatrième expérience. Dans la quatrième et dernière expérience, on fit passer le courant électrique, de la moelle épinière au nerf ulnaire, près du condyle interne du coude. On vit alors les doigts se mouvoir avec prestesse comme sur le manche d'un violon. Un des curieux qui essaya de fermer de force le poignet de cette main en action, ne put y parvenir malgré tous ses efforts. Lorsqu'on appliqua un des pôles des fils conducteurs à une légère incision faite à l'extrémité du doigt index, la main ayant été préalablement fermée, on vit le doigt s'étendre à l'instant ; et cet effet, joint à l'agitation convulsive du bras qui semblait se diriger vers quelques-uns des spectateurs, produisit une illusion telle qu'on crut un moment le cadavre rappelé à la vie[424] ».

---

424 Ure (Andrew), *Exposé de quelques expériences faites sur le corps d'un supplicié immédiatement après son exécution ; subi d'observations physiologiques et pratiques*, tome 10, 4ème année, Genève, 1819, pp. 128-136, 177-184, 128-133

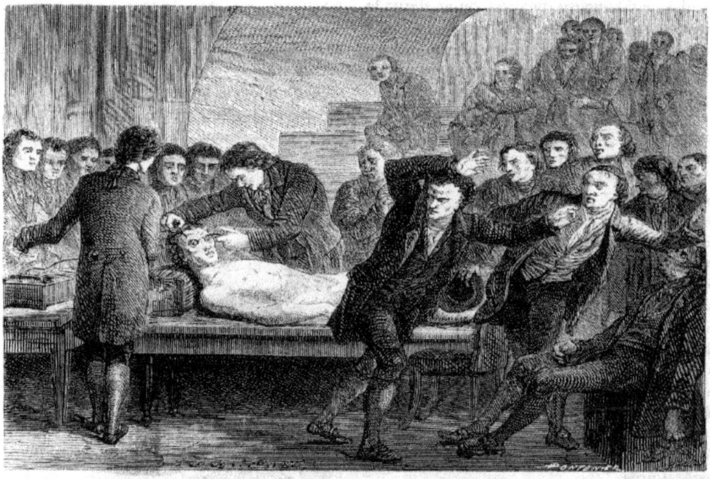

Fig. 333. — Le docteur Ure galvanisant le corps de l'assassin Clydsdale.

(Source : Typ 815.67.3922, Houghton Library, Harvard University, https://commons.wikimedia.org/wiki/File:Houghton_Typ_815.67.3922_-_Les_merveilles_de_la_science,_Figuier,_fig._333.jpg#filelinks)

C'est à une véritable scène du roman « Frankenstein » que l'on assiste ici. En effet, comme les autres médecins, le héros du roman de Mary Shelley est littéralement fasciné par les cadavres et l'articulation complexe de la chair. L'anthropologue français David Le Breton évoque même un « syndrome de Frankenstein » en écrivant à propos de ce médecin obscur : « Les incidences de la mort sur le vivant suscitent en lui une exquise curiosité dont il ne se lasse pas. Après avoir hanté les charniers avec une délectation morbide, comme nombre de ses contemporains, il découvre "le secret de la vie" et commence dès lors à assembler sa créature en la constituant comme un assemblage biologique de membres et d'organes qu'il trouve en fouillant les tombes récentes des cimetières[425] ».

Les caricatures de médecins disséqueurs, vivisecteurs, brûleurs, galvanisateurs de cadavres vont contribuer à la naissance d'un genre littéraire nouveau au XIXe siècle. Ainsi, à

---

[425] Le Breton (David), *La chair à vif*, Paris, Métailié, 2008, pp. 331-348

travers les aventures des docteurs-fous Frankenstein et Mišic[426], les lecteurs découvrent la face sombre d'un siècle scientiste où la dépouille, devenue matériau scientifique, voire simple marchandise, se négocie entre médecins et s'expose dans les salles de dissections. Les amphithéâtres des universités font ainsi de la mort un spectacle où les médecins et les savants se prennent pour Dieu[427].

On connaît les expériences racontées par l'écrivaine londonienne Mary Shelley, qui nous amènent aux limites de l'entendement humain, tout en nous rappelant que derrière l'alchimie du docteur Victor Frankenstein[428] se cache la réalité des dissections clandestines sur des cadavres déterrés dans les cimetières d'Europe, le plus souvent à proximité d'une faculté de médecine.

On connaît moins les aventures du héros de l'écrivain croate Šandor Jalski Ksaver (1854-1935). Au cours d'un rêve sordide, le docteur Mišic se retrouve subitement dans l'amphithéâtre de la Faculté de médecine de Vienne, dans lequel il assistait à des dissections lorsqu'il était encore étudiant : « Cette fois, il était étudiant, à la faculté de Vienne, et se trouvait dans la salle d'anatomie. L'huissier lui disait qu'il lui avait procuré un corps entier à disséquer, qu'il s'était donné beaucoup de mal pour l'avoir et que pour cette raison tous les autres lui en voulaient[429] ». Il sera d'ailleurs victime, comme beaucoup de médecins adeptes des dissections, d'une « piqûre anatomique[430] », alors même qu'il autopsiait la jeune femme qui l'obsédait.

---

[426] Le rêve du docteur Mišic, écrit en 1890 par l'écrivain croate Ksaver Šandor Gjalski

[427] Percebois (I.), « Le cadavre dans la littérature fantastique : la place du corps dans Frankenstein de M. Shelley et Le Rêve du docteur Mišic de K. S. Gjalski », in *Frontières*, 23 (2), 2011, pp. 7-13

[428] Shelley (Mary), *Frankenstein; or, The Modern Prometheus*, Londres, 1818

[429] Jalski (K. Š.), « Le Rêve du docteur Mišíc », in *La grande anthologie du fantastique*, volume 1, Paris, Omnibus, pp. 400-421

[430] Blessure légère reçue par le médecin en disséquant ou en faisant une opération chirurgicale, produisant souvent des infections ou des empoisonnements sanguins mortels

Le théâtre

La figure burlesque du médecin apparaît très tôt dans le théâtre, puisqu'on la retrouve déjà dans les farces atellanes[431] du IVe siècle avant J.-C.[432]. En Occident, le médecin est raillé dans *Li Jus Adam ou De la feuillé* d'Adam de la Hale[433], puis dans la *Farce nouvelle très bonne et fort joyeuse d'un amoureux*, dans laquelle un mire diagnostique un amour consommé. Cette farce commence d'ailleurs par les plaintes de Maistre Eloy, visiblement cupide et insatisfait de ses honoraires : « Quoy, médecine est-elle morte ? Elle ne me faict plus rien gaigner. C'est assez pour enrager[434] ».

On retrouve encore un médecin stéréotypé qui se propose lui-même comme remède contre une maladie d'amour dans la *Farce nouvelle trez bonne et fort joyeuse d'une femme à qui son voisin baille ung clystoire*[435].

Pourtant, c'est toujours à Molière que l'on songe dès qu'il s'agit de moquer le médecin, sur les planches ou ailleurs : ignare, charlatan, cupide, tel est le médecin du XVIIe siècle qu'il nous présente. La réplique de Don Juan à un Sganarelle improvisé médecin auprès de paysans incultes, est très significative de la perception générale du médecin dans l'œuvre de Molière : « Et pourquoi non ? Par quelle raison n'aurais-tu pas les mêmes

---

[431] Farce bouffonne de courte durée, souvent obscène, initialement jouée dans la cité d'Atella, en Italie méridionale. Elle était animée par cinq personnages *Maccus* (le niais), *Bucco* (le glouton), *Pappus* (le vieil avare) *Dossennus* (le bossu malicieux) et Manducus (l'ogre terrifiant)

[432] Bieber (Margarete), *The history of the Greek and Roman Theatre*, Londres, Princeton, 1939, pp. 297 et 307

[433] Plus connu sous le nom d'Adam d'Arras ou le Bossu d'Arras, trouvère du XIIIe siècle, de langue picarde, actif à la cour du comte d'Artois à Naples

[434] Pihlström (Irène), *Le médecin et la médecine dans le théâtre comique français du XVIIe siècle*, Göteborg, Uppsala, 1991, p. 113

[435] Ake (Edin) et Lars (Hansson), *Le théâtre comique du Moyen Age, textes et traductions, avec une notice historique et littéraire, des notes explicatives, des jugements, des questionnaires et des sujets de devoirs*, Paris, Larousse, 1935

privilèges qu'ont tous les autres médecins ? Ils n'ont pas plus de part que toi aux guérisons des malades, et tout leur art est pure grimace. Ils ne font rien que recevoir la gloire des heureux succès ; et tu peux profiter, comme eux, du bonheur du malade, et voir attribuer à tes remèdes tout ce qui peut venir des faveurs du hasard et des forces de la nature[436] ».

Car Jean-Baptiste Poquelin a bien été déçu par le corps médical de son époque, incapable de le soigner de sa « fluxion de poitrine », qui a progressé vers une bronchite chronique pour finalement dégénérer en pneumonie ou en pleurésie. Son témoignage est poignant :

« Votre plus haut savoir n'est que pure chimère
Vains et peu sages médecins
Vous ne pouvez guérir par vos grands mots latins
La douleur qui me désespère[437] »

Il faut toutefois souligner que les comédies de Molière visaient exclusivement les médecins, épargnant les corporations subalternes des chirurgiens et des barbiers. Ces derniers, ignorant le latin, moins hautains, étaient plus proches du patient, et parvenaient malgré tout à obtenir quelque résultat en taillant, pinçant, trépanant, voire en amputant.

Sur les planches, Molière ironisait systématiquement sur les saignées : quelle que soit l'affection à traiter, les médecins grotesques et caricaturaux la prescrivaient, au point d'en faire une unique panacée. L'acte étant payant, c'était aussi une source de revenus régulière pour le médecin. Dans *Le Malade imaginaire*, l'hypocondriaque Argan évoque la situation de son médecin Purgon : « Monsieur Purgon est un homme qui a huit mille bonnes livres de rente », ce à quoi sa servante Toinette répond avec une étonnante lucidité : « Il faut qu'il ait tué bien des gens, pour s'être fait si riche[438] ». Car Molière doutait, comme nombre de ses contemporains, des vertus thérapeutiques de la saignée.

Molière était un professionnel, et se documentait longuement avant d'écrire ses pièces. D'abord, il fallait produire une pièce de

---

[436] Molière, *Le festin de Pierre*
[437] Molière, *Le malade imaginaire*, Prologue
[438] Molière, *Le Malade imaginaire*

théâtre réaliste. Par ailleurs, il s'était bien rendu compte qu'il suffisait de reprendre directement le vocabulaire pseudo-savant usuel des médecins de son époque – sans rien y rajouter – pour faire rire le public aux larmes.

En reprenant mot à mot la description que donne le lexicographe Antoine Furetière (1619-1688) du clystère par exemple, Molière obtient naturellement une tirade comique : « [Le clystère est] un remède ou injection liquide qu'on introduit dans les intestins par le fondement pour les rafraîchir, pour lâcher le ventre, pour humecter et amollir les matières, pour irriter la faculté expultrice, dissiper les vents, aider à l'accouchement, etc. ; on fait des clystères d'eau de son, de lait et particulièrement de décoctions de certaines herbes ; il y a des clystères remollitifs, carminatifs, lénitifs, astringents, laxatifs, anodins, etc. ».

Dans cette quête du réalisme, deux médecins vont lui fournir des renseignements précieux, et surtout de nombreux mots techniques, ce qui donnera cet aspect si réaliste à l'œuvre de Molière : Nicolas Liénard, qui fut doyen de la faculté de médecine de Paris en 1689 et 1681, et surtout Armand-Jean de Mauvillain, fils du bibliothécaire du Cardinal de Richelieu.

Le biographe français Henri Pigaillem souligne bien le rôle joué par Mauvillain dans les attaques contre les médecins de son époque : « Armand-Jean de Mauvillain était le chirurgien de Gaston d'Orléans, frère de Louis XIV. Intimement lié à Molière, dont il soignait la tuberculose, il lui apprit tous les termes de médecine nécessaires à l'écriture du *Malade imaginaire* et autre *Médecin malgré lui*.

On lui doit aussi une partie des fameuses répliques propres à ridiculiser les médecins qui déshonoraient leur profession. Peu avant de rencontrer Molière, il avait gagné un procès contre François Blondel, irréductible adversaire de l'antimoine. C'est lui qu'il fustige dans *L'Amour médecin* à travers le personnage de Filerin, de même qu'il utilise Diafoirus ou Purgon pour régler ses comptes avec Jean Riolan[439] ou Gui Patin, célèbres médecins de son temps.

---

[439] Médecin ordinaire des rois Henri IV puis Louis XIII, il est premier médecin de la reine mère Marie de Médicis, qu'il suivra dans l'exil en 1632

Il tourna enfin en dérision les apothicaires parce qu'ils ne savaient pas préparer une tisane pour les malades et vendaient leurs drogues à prix élevé, quitte à ruiner les indigents. Pour *Le Malade imaginaire*, il souffla à Molière la scène où Argan, au début de la pièce, fait ses comptes d'apothicaire avec une minutie ridicule[440] ».

C'est encore une médecine approximative qui est mise en scène, plus tard, dans la pièce de théâtre de Jules Romain, *Knock ou le triomphe de la médecine* :

« Knock.- De quoi souffrez-vous ?

Le tambour.- Attendez que je réfléchisse ! Voilà. Quand j'ai dîné, il y a des fois que je sens une espèce de démangeaison ici. Ça me chatouille, ou plutôt ça me gratouille.

Knock.- Attention. Ne confondons pas. Est-ce que ça vous chatouille, ou est-ce que ça vous gratouille ?

Le tambour.- ça me gratouille. Mais ça me chatouille bien un peu aussi.

Knock.- Désignez-moi exactement l'endroit.

Le tambour.- Par ici.

Knock.- Par ici… où cela, par ici ?

Le tambour.- Là. Ou peut-être là… entre les deux.

Knock.- Juste entre les deux ?... Est-ce que ça ne serait pas plutôt un rien à gauche, là où je mets mon doigt ?[441] ».

La cupidité du médecin est un autre thème récurrent dans le théâtre comique. Jules Romain souligne ainsi la rentabilité des soins aux rhumatisants. Lorsque Knock s'inquiète auprès du confrère dont il vient de racheter la clientèle : « Y a-t-il beaucoup de rhumatisants dans le pays ? », son prédécesseur lui répond : « Certes, mais les gens d'ici n'auraient pas plus l'idée d'aller chez le médecin pour un rhumatisme que vous n'iriez chez le curé pour faire pleuvoir ».

---

440 Pigaillem (Henri), *Au chevet de l'histoire. Dictionnaire historique de la médecine*, Paris, Télémaque, 2015, p. 20 ; Voir également Eloy (N. F. J.), *Dictionnaire historique de la médecine ancienne et moderne, ou mémoire disposé en ordre alphabétique pour servir à l'histoire de cette science, et à celle des médecins, anatomistes, botanistes, chirurgiens et chimistes de toutes nations*, Mons, H. Hoyois, 1778

441 Romain (Jules), *Knock ou le triomphe de la médecine*, Paris, Gallimard, 1923

Knock se rassurera alors en proposant : « S'il n'y a rien à faire du côté des rhumatismes, on doit se rattraper avec les pneumonies et les pleurésies[442] ». Une réplique réaliste, lorsqu'on voit la manière dont les médecins privés organisent aujourd'hui le recrutement de leurs clientèles, en formant de véritables chaînes : « Je t'envoie mes patients pour l'anesthésie, en échange tu m'envoies les tiens pour des contrôles ! ».

L'iconographie

La peinture de genre flamande a souvent eu pour thème le charlatan, en voici quelques exemples : en 1886, Francisco de Goya (1746-1828), dessine *De quel mal mourra-t-il ?*, dans lequel un âne-médecin tente désespérément de sauver un malade à l'agonie. En 1892, le peintre français Jehan Georges Vibert (1840-1902) a dessiné *Le médecin malade*, représentant un médecin affalé sur un fauteuil, apparemment victime d'un malaise.

Nous avons eu l'occasion de le souligner, les médecins ont la fâcheuse habitude de se référer les uns aux autres. C'est pourquoi la consultation entre confrères a constitué un autre thème privilégié de la caricature illustrée. Dans sa lithographie *Consultation de médecins* datée de 1823, le peintre français Louis-Léopold Boilly (1761-1845) met ainsi en scène cinq médecins en consultation, grimaçant et groupés en un cercle compact, une impression amusante d'inutilité se dégageant de l'image.

---

442 Romain (Jules), *Knock ou le triomphe de la médecine*, Paris, Gallimard, 1923

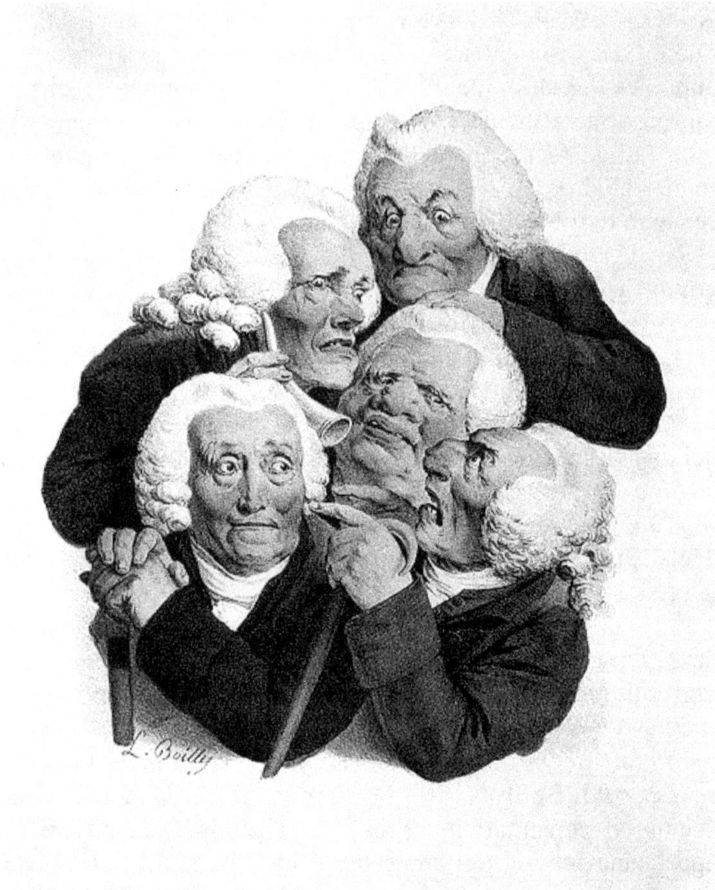

(Source : Wellcome Library, London. Wellcome Images images@wellcome.ac.uk http://wellcomeimages.org Consultation de Medecins. Die karikatur und Satire in der Medizin Eugen Hollander Published: 1921, CC BY)

Dans un style bien moins débonnaire, *La consultation* d'Eugène Delacroix (1798-1863) met en scène quatre médecins grotesques en consultation au chevet d'un mourant, tout aussi inefficaces, la mort étant déjà représentée en arrière-plan, en train d'aiguiser sa faux[443].

Aux XVIIIe et XIXe siècles, les désaccords entre médecins, dont le patient fait finalement seul les frais, va s'organiser, au

443 *La Consultation*, Bibliothèque Nationale de France, Paris

point que l'on parlait parfois de « guerre des médecins ». En effet, allopathes[444] et homéopathes vont s'affronter dans une guerre sans merci, faisant l'objet de nombreuses caricatures. Une gravure anonyme de 1854, simplement intitulée *La guerre des médecins des XVIII*e *et XIX*e *siècles*, représente ainsi deux médecins, visiblement un allopathe et un homéopathe, s'invectivant et en venant aux mains, écrasant sous leurs pieds le malheureux patient.

Le texte, écrit en français et traduit en allemand, en dit long sur les effets collatéraux des patients, qui étaient littéralement pris en otage dans cette guerre entre médecins et homéopathes :

« A Kraehwinkel[445] hélas ! Les médecins savans
Vont disputant toujours si les pauvres patiens,
Seront guéris plutôt par l'Homœpathie (1)
Que les médicamens de la vieille Allopathie (2).
Mais, tout en attendant les belles discussions
De ces savans Pathos et leurs prétentions,
Que fait le moribond ? il souffre et perd la vie,
Victime des débats de cette triste manie[446] ».

(1) L'Homœpathie, mot tiré du grec et qui veut dire l'art de guérir par les semblables c'est-à-dire, êtes-vous empoisonné, prenez des poisons

(2) L'allopathie, c'est l'art du guérir par l'emploi ancien de drogues, médecines, pilules, etc.

Notons que cette guerre des médecins est loin d'être finie aujourd'hui : à l'heure même où nous écrivons ces lignes, une soixantaine de médecins français sont poursuivis par le Syndicat national des médecins homéopathes français (SNMHF) pour « non-confraternité » ou « violation de plusieurs articles du

---

444 Médecins classiques, par opposition aux homéopathes, adeptes de la médecine alternative développée en 1796 par le médecin allemand Christian Friedrich Samuel Hahnemann (1755-1843), fortement influencé par Paracelse

445 Région près de Cologne, en Allemagne

446 *La guerre des médecins des 18*e *et 19*e *siècles*, Fabrique d'images de Dembour et Gangel, 1854, Musée d'Histoire de la Médecine de Paris

code de déontologie », en fait pour avoir ouvertement critiqué la médecine alternative et l'automédication.

Les thérapies préconisées par les médecins à des personnages célèbres ont parfois fait l'objet de caricatures. En 1829 par exemple, Thomas Howell Jones produit un dessin satirique intitulé « John Bull and his new doctor », figurant le docteur Wellington traitant la goutte du roi Georges IV en lui préconisant du rhum. Ce à quoi le roi répond, non sans inquiétude : « Oh ! Doctor ! Doctor ! Your remedies are worse than the disease[447] ».

Le peintre anglais Théodore Lane (1800-1828) a également repris le thème du remède excentrique dans son œuvre satirique « Le punch guérit la goutte ». Le médecin américain R. P. Wedeen écrit à ce propos : « *Le punch guérit la goutte* rappelle les agissements d'un charlatan renommé, le docteur Abraham Buzaglo[448]. Le punch, bien entendu, n'est en aucun cas un remède de la goutte ; il en est la cause. *Le punch guérit la goutte* met en scène trois des phénomènes associés par le public à cette maladie : la boisson, les coliques et la méfiance à l'égard des médecins. L'analogie entre le corps humain et la classe politique est frappante : les traitements qui leur sont appliqués par les « médecins » appelés à leur chevet restent généralement sans effet, en dépit des bruyantes proclamations de guérison[449] ». L'usage de préparations à base de métaux lourds toxiques comme le plomb, pour traiter la goutte, fera également scandale tout au long du XVIIIe siècle, et fera l'objet de satires féroces de la part des caricaturistes[450].

L'autre thème majeur de la caricature est l'étroitesse intellectuelle du médecin, masquée par une attitude hautaine et

---

[447] Jones Thomas Howell, *John Bull and his new doctor*, 1829, British Museum, Londres

[448] Juif d'origine marocaine, il aurait mis au point une étrange et très improbable étuve spécialisée pour le traitement de la goutte

[449] Wedeen (R. P.), « La goutte saturnine dans la caricature », in Appelboom (Thierry), *Les affections rhumatismales dans l'art et dans l'histoire*, Bruxelles, René Malherbe, 1988, p. 70 ; voir également Wedeen (R. P.), *Poison in the pot : the legacy of lead*, Illinois, Carbondale, 1984

[450] Wedeen (R. P.), « La goutte saturnine dans la caricature », in Appelboom (Thierry), *Les affections rhumatismales dans l'art et dans l'histoire*, Bruxelles, René Malherbe, 1988, pp. 70-71

pédante. *La maladie de Pierrot*, dessiné en 1860 par le peintre français Thomas Couture (1815-1879) en est un exemple classique : Pierrot est alité, visiblement victime d'excès de boisson, comme en témoignent les bouteilles vides au pied du lit.

Un élégant médecin, l'air suffisant, lui prend le pouls, sans prêter attention aux bouteilles. Il ne semble pas avoir compris la nature ni l'origine du mal, tandis qu'un Arlequin désespéré écrit au mur ce qui semble être le sens même du tableau : « La science fait voir à ce docteur ce qu'il n'y a pas et l'empêche de voir ce que tout le monde devine ». Une humble servante, semblant avoir compris, souligne ce décalage entre l'omniscience inutile du médecin et la capacité d'observation terre à terre de tout un chacun[451].

Plus près de nous, en 1917, le caricaturiste allemand Georges Grosz (1893-1959) avait mis en scène, en pleine guerre, un médecin auscultant un squelette ne présentant plus en guise de signes de vie que des lunettes et quelques poils. La scène se déroule devant un parterre de militaires indifférents, le tableau soulignant l'absurdité du médecin fonctionnaire cherchant un semblant de vie sur un trépassé[452].

Les médecins ne sont pas les seuls à subir les railleries des artistes. Au début du XVIe siècle, Jules II et Léon X avaient été les premiers papes à lever l'interdiction de la dissection – pour les suppliciés seulement. Ils feront l'objet de gravures peu élogieuses. Vers 1530 par exemple, un pamphlet intitulé *Die Totenfresser*[453] met en scène une table où est couché un cadavre. Autour de lui, des convives attendent que le personnage principal, un pape, se serve, pour pouvoir à leur tour se tailler un morceau de la dépouille. Parmi les autres convives, on distingue clairement, outre des mendiants, trois personnages richement vêtus, bien gras, ayant visiblement bien profité du banquet morbide, en train de discuter gravement : ce sont des médecins.

---

451 Bordin (Giorgio) et Polo d'Ambrosio (Laura), *La médecine*, Paris, Hazan, 2010, p. 242

452 *Le conseil de révision*, The Museum of Modern Art, New York

453 « Les mangeurs de mort », en allemand

Les épidémies de choléra étaient l'occasion de campagnes de presse mettant en scène le bien-fondé des expériences menées dans l'urgence par les médecins. La couverture du numéro du *Grelot*[454] daté du 28 novembre 1884 représente ainsi un « …docteur épatant, le docteur N, qui se fourre une déjection de cholérique par la bouche ; cinq minutes après, il rend un bouquet de violettes par… autre part[455] ».

---

[454] Journal satirique républicain et anticlérical français, dirigé par le journaliste Arnold Mortier et publié de 1871 à 1903

[455] Le Petit Alfred, *Le Grelot*, Paris, 28 novembre 1884

CONCLUSION

En 1765, le médecin français Louis de Jaucourt (1704-1780) achevait son article « Médecine » de l'Encyclopédie par de bien sombres perspectives : « Si l'on vient à peser mûrement le bien qu'ont procuré aux hommes depuis l'origine de l'art jusqu'à ce jour, une poignée de vrais fils d'Esculape, et le mal que la multitude immense de docteurs de cette profession a fait au genre humain dans cet espace de temps, on pensera sans doute qu'il serait beaucoup plus avantageux qu'il n'y'eût jamais de médecins au monde[456] ».

Plus près de nous, l'historien belge Dirk Van Der Cruysse n'est pas moins pessimiste, lorsqu'il écrit en 1981, peu avant l'apparition du mal du siècle, le sida : « Inexorablement, la conclusion s'impose : malgré la bonne foi et les qualités personnelles de certains praticiens, le médecin ignare, le chirurgien massacreur, l'apothicaire charlatan, l'empirique bricoleur doivent être considérés comme des causes non négligeables de la mort[457] ».

Dans une bien improbable tentative de revaloriser l'image du médecin en le rapprochant du prêtre, l'historien français Georges Minois écrivait il y a quelques années : « En définitive, le médecin hippocratique est plus remarquable par son niveau moral que par sa science, ce qui le rapproche encore plus du prêtre. L'un comme l'autre a un savoir largement imaginaire, de l'ordre de la spéculation intellectuelle, et la médecine grecque comme la religion relèvent en fait de la philosophie.

La plupart des écrits médicaux sont d'ailleurs l'œuvre de philosophes, comme Pythagore et Alcméon au VIe siècle avant notre ère, Empédocle, Anaxagore de Clazomènes, Diogène

---

[456] De Jaucourt (L.), « Médecine », in *Encyclopédie*, Paris, 1765

[457] Van Der Cruysse (Dirk), *La mort dans les mémoires de Saint-Simon*, Paris, 1981

d'Apollonie au Ve siècle, Démocrite d'Abdère, contemporain d'Hippocrate,…[458] ».

Nous avions souvent été frappés de voir que les grands hommes de l'Antiquité étaient à la fois médecins, philosophes, théologiens, mathématiciens, poètes,… Peut-être qu'une telle imbrication de conceptions philosophiques, théologiques et médicales était un gage de moralité ?

Rien de tel aujourd'hui, le médecin moderne absorbé par un travail éprouvant, mais aussi par les matérialités de la vie, ayant pris ses distances avec l'humanisme. En même temps, le médecin sera devenu un spécialiste efficace. Nous avons peut-être gagné au change…

---

458 Minois (Georges), *Le prêtre et le médecin. Des saints guérisseurs à la bioéthique*, Paris, CNRS, 2015, p. 11

BIBLIOGRAPHIE

La présente bibliographie ne prétend point être exhaustive.
Elle ne contient que les ouvrages, articles ou archives directement utilisés lors de la rédaction de ce volume, rangés dans l'ordre alphabétique du nom de leur auteur

- Aldini (Giovanni), *Essai théorique et expérimental sur le galvanisme, avec une série d'expériences*, tome I, Paris, Fournier Fils, 1804 ;
- Appelboom (Thierry), *Les affections rhumatismales dans l'art et dans l'histoire*, Bruxelles, René Malherbe, 1988 ;
- Armand (Frédéric), *Les bourreaux en France. Du moyen âge à l'abolition de la peine de mort*, Paris, Perrin, 2012 ;
- Aziz (Philippe), *Les médecins de la Mort*, Genève, Famot, 1975 ;
- Bailey (James Blake), *The diary of a resurrectionist, 1811-1812*, Londres, Sonnenschein & Co, 1896 ;
- Banner (Stuart), *The death penalty*, Cambridge, Harvard University Press, 2003 ;
- Barras (V.) et Panese (F.), « L'utopie médicale de la réanimation des corps (XIXème-XXe siècles) », in *Mouvements* 2006/3 n° 45-46, Paris, La Découverte, 2006 ;
- Barraud (G.), « L'examen des urines à travers les siècles », in *Histoire de la médecine*, 1952 ;
- Bartosek (Norbert), *La stérilisation sexuelle. Son importance eugénique, médicale, sociale*, Bruxelles, Pensée et action, 1936 ;
- Bastien (Pascal), *L'exécution publique à Paris au XVIIe siècle : une histoire des rituels judiciaires*, Seyssel, Champ Vallon, 2006 ;
- Baud (J.-P.), « Genèse institutionnelle du génocide », in Olff-Nathan (Josiane), *La Science sous le Troisième Reich*, Paris, Le Seuil, 1993 ;
- Bayle (François), *Croix Gammée contre Caducée*, Neustadt, Imprimerie Nationale, 1950 ;

- Benedetti (Alessandro), *Historia corporis humani sive Anatomice*, Florence, Giovanna Ferrari, 1998 ;
- Berche (Patrick), *L'histoire secrète des guerres biologiques : mensonges et crises d'État*, Paris, Robert Laffont, 2009 ;
- Berna (C.), Cojan (Y.), Vuilleumier (P.), Desmeules (J.), « Effet placebo analgésique : apport des neurosciences, in *Revue médicale suisse*, n° 301, Genève, 2011 ;
- Bernard (Claude), *Introduction à l'étude de la médecine expérimentale*, Paris, Flammarion, 1966 ;
- Bertrand (Régis) et Carol (Anne), *L'exécution capitale. Une mort donnée en spectacle XVIe-XXe siècle*, Aix-en-Provence, Presses universitaires de Provence, 2003 ;
- Bieber (Margarete), *The history of the Greek and Roman Theatre*, Londres, Princeton, 1939 ;
- Binet (Étienne), *Consolations et réjouissances pour les malades et personnes affligées, en forme de dialogue*, Rouen, 1616 ;
- Bordin (Giorgio) et Polo d'Ambrosio (Laura), *La médecine*, Paris, Hazan 2010 ;
- Bouhdiba (S.), « Espace public, espace privé : la dichotomie hôpital public/clinique privée dans le système de santé tunisien », in *Actes du colloque « Les espaces publics au Maghreb », Centre de recherche en anthropologie sociale et culturelle,* Oran, décembre 2013 ;
- Bouhdiba (Sofiane), *Gorée, porte sans retour. La mortalité des captifs à bord des navires négriers*, Paris, L'Harmattan, 2014 ;
- Bouhdiba (Sofiane), *Pavillon jaune. Histoire de la quarantaine, de la Peste à Ebola*, Paris, L'Harmattan, 2016 ;
- Bourdelais (Patrice) et Dodin (André), *Visages du choléra*, Paris, Belin, 1987 ;
- Bousquet (G. H.), *Les textes sociologiques et économiques de la Mouqaddima*, Paris, Editions Marcel Rivière et Cie, Paris, 1965 ;
- Brackman (A. C.), *The Other Nuremberg : the untold story of the Tokyo war crimes trials*, New York, W. Morrow, 1987 ;

- Burggraeves (Adolphe), *Études sur André Vésale, précédées d'une notice historique sur sa vie et ses écrits*, Gand, Annoot-Braeckman, 1841 ;
- Burgio (G. R.) et Lantos (John D.), *Primum Non Nocere Today*, Elsevier, 1998 ;
- Buxton (Thomas Fowell), *The African slave trade and its remedy*, Londres, 1840 ;
- Brohard (Yvan) et Leblond (Jean-François), *Une histoire des médecines populaires. Herbes, magie, prières*, Paris, La Martinière, 2013 ;
- Caillot (Antoine), *Mémoire pour servir à l'histoire des mœurs et usages des Français depuis les plus hautes conditions jusqu'aux classes inférieures de la société*, Dauvin, 1827 ;
- Callebat (Louis), *Histoire du médecin*, Paris, Flammarion, 1999 ;
- Carol (Anne), *Les médecins et la mort*, Paris, Flammarion, 2004 ;
- Centre de documentation juive contemporaine, Paris, 2003, Référence CXXXI-17 ;
- Chamayou (G.), « La querelle des têtes tranchées : Les médecins, la guillotine et l'anatomie de la conscience au lendemain de la Terreur », in *Revue d'histoire des sciences*, Tome 61, 2008/2, pp. 333-365 ;
- Chamayou (Grégoire), *Les corps vils. Expérimenter sur les êtres humains aux XVIIIe et XIXe siècles*, Paris, La Découverte, 2008 ;
- Charlier (Philippe), *Médecin des morts. Récits de paléopathologie*, Paris, Pluriel, 2014 ;
- Chebbi (H.), « Mort et wasiya dans le Conte des mille et une nuits, in *Revue ATP* n° 110, Tunis, 1990 ;
- Cheselden (William), *The anatomy of the human body*, Londres, Bowyer, 1740 ;
- Clementini (Clementi), *Clementia medicinae noviter in lucem aedita*, Rome, 1512 ;
- Cymes (Michel) et Strack (Emma), *Les arnaques de la médecine*, Vanves, Chêne, 2016 ;
- D'Alembert (J. R.), « Réflexions sur l'inoculation, à des exhortations aux médecins, et proposition au

gouvernement », in *Mélanges de littérature*, Tome V, Amsterdam, Zacharie Chatelain & fils ;
- D'Arcet et Parent-Duchatelet, *De l'influence et de l'assainissement des salles de dissection, in Annales d'hygiène publique et de médecine légale*, Tome V ;
- Davaine (Casimir Joseph), *Traité des entozoaires et des maladies vermineuses de l'homme et des animaux domestiques*, Paris, Baillière, 1877 ;
- De Longchamps (Nigel), *Speculum stultorum*, Berkeley, University of California Press, 1960 ;
- De Maleissye (Jean), *Histoire du poison*, Paris, François Bourin, 1991 ;
- *Dictionnaire encyclopédique des sciences médicales,* 3e série, Tome 13, Paris, Masson & Asselin, 1884 ;
- Diderot (D.), *Anatomie,* in *Encyclopédie, ou Dictionnaire raisonné des Sciences, des Arts et des Métiers*, Tome I, Briasson David l'Aîné, le Breton, Durand, Paris, 1751 ;
- Diderot (Denis), *Encyclopédie ou dictionnaire raisonné des sciences, des arts et des métiers*, Tome XXXII, Berne, Sociétés typographiques, 1780 ;
- Di Folco (Philippe), *Dictionnaire de la mort*, Paris, Larousse, 2010 ;
- Dionis (Pierre), *Cours d'opérations de chirurgie démontrées au Jardin-Royal*, D'Houry, Paris, 1707 ;
- Dols (M. W.), « The black death in the Middle East », in *The Journal of Interdisciplinary History* Volume 8, n° 4, MIT, Massachusetts, 1978, pp. 769-771 ;
- Dubois (L.), « Recherches sur les dernières années de Louis et de Vicq d'Azyr », in *Bulletin de l'Académie impériale de médecine,* tome 32, Paris, J.-B. Baillière, 1867 ;
- Eloy (N. F. J.), *Dictionnaire historique de la médecine ancienne et moderne, ou mémoire disposé en ordre alphabétique pour servir à l'histoire de cette science, et à celle des médecins, anatomistes, botanistes, chirurgiens et chimistes de toutes nations*, Mons, H. Hoyois, 1778 ;
- Favre (Robert), *La mort au Siècle des Lumières*, Lyon, Presses universitaires de Lyon, 1978 ;

- Fénelon, *Mémoire sur les précautions et les mesures à prendre après la mort du Duc de Bourgogne (1712), Œuvres de Fénelon*, tome XXII, Paris, Lebel, 1824 ;
- Franklin (Alfred), *Dictionnaire historique des arts, métiers et professions exercés dans Paris depuis le XIIIe siècle*, 1ère partie, Paris, 1905 ;
- French (Roger), *The medical ethics of Gabriele de Zerbi,* in *Doctors and ethics: the earlier historical setting of medical ethics*, Amsterdam, Rodopi, 1993 ;
- Galam (E.), « L'erreur médicale », in *La revue du praticien. Médecine générale*, Tome 17, n° 626, 13 octobre 2003 ;
- Garcia Ballester (L.), *Los moriscos y la medicina. Un capitulo de la medicina y la ciencia marginadas en la España del siglo XVI*, Barcelone, Labor ;
- Gaudrat (Vladimir), *Torture et médecine,* in *Dimensions de la torture*, Paris, Action des chrétiens pour l'Abolition de la Torture, 2010 ;
- Genty (M.), « Les dissections à Paris sous la Révolution et l'Empire », in *Le progrès médical*, Paris, 1934 ;
- Gould (Chandré) et Folb (Peter), *Project Coast: Apartheid's Chemical and Biological Warfare Programme*, Genève, United Nations, 2002 ;
- Gourevitch (Danielle), *Le triangle hippocratique dans le monde gréco-romain. Le malade, sa maladie et son médecin*, Rome, École Française de Rome, 1984 ;
- Granjel (L. S.), *El ejercicio médico y otros capitulos de la medicina española*, Salamanque, Universidad de Salamanca, 1974 ;
- Grmek (Mirko Dražen), *Le legs de Claude Bernard*, Paris, Fayard, 1997 ;
- Grmek (Mirko Dražen), *Le pieux mensonge du médecin et le droit du malade à la vérité*, Concours méd, 1964 ;
- Guerrier (Yves) et Mounier-Kuhn (Pierre), *Histoire des maladies de l'oreille, du nez et de la gorge*, Paris, Roger Dacosta, 1980 ;
- Harris (S. H.), *Factories of death : Japanese biological warfare, 1932-45, and the American cover-up*, Londres, Routledge, 1994 ;

- Hasapis (Lydie), *Les expériences de la mort. L'expérimentation humaine menée par les Allemands et les Japonais entre 1931 et 1945*, Thèse de médecine, Lyon, Université Claude Bernard Lyon I, juin 2010 ;
- Hœfer (Jean-Chrétien-Ferdinand), *Nouvelle biographie générale depuis les temps les plus reculés jusqu'à nos jours*, Tome XXIX, Paris, Firmin-Didot, 1858 ;
- Hœrni (B.), « Les droits des patients. Quelques repères historiques sur l'évolution de leur information fondatrice de leur liberté », in *Actes,* Bordeaux, Académie des Sciences, Belles-Lettres et Arts, 2002, 27 ;
- Hœrni (B.), « Vie et déclin du "mensonge médical" », in *Histoire des sciences médicales*, Tome XXXI X, n°4, 2005 ;
- Huard (Pierre), *Biographies médicales et scientifiques. XVIIIe siècle*, Paris, Roger Dacosta, 1972 ;
- Ibn Khaldoun, *Al Muqaddima (Discours sur l'histoire universelle)*, Beyrouth, Commission internationale pour la traduction des chefs d'œuvre, 1968 ;
- Jacquart (D.), « Le difficile pronostic de mort (XIVe-XVe siècles) », in *Médiévales* 46, 2006 ;
- Jacquemin (Jeannine), *Histoire de l'acupuncture en Chine. Des origines à la fin des Ming*, Communication présentée à la séance du 23 février 1985 de la Société française d'histoire de la médecine, Paris ;
- Jazi (R.), « Millénaire d'Ibn al Jazzar, pharmacien maghrébin, médecin des pauvres et des déshérités », in *Revue d'histoire de la pharmacie*, volume 74, n° 269, 1986 ;
- Jouanna (Jacques), *Hippocrate*, Paris, Fayard, 1992 ;
- Jousse (Daniel), *Traité de la justice criminelle de France*, tome I, Paris, 1771 ;
- Kahn (Axel), *L'ultime liberté*, Paris, Plon, 2008 ;
- Laabidi (Lilia) et Nacef (Tawfiq), *Deuil impossible*, Tunis, Sahar, 1993 ;
- Le Blond (S.), « Les voleurs de cadavres ou « résurrectionnistes », in *Trois siècles de médecine québécoise,* Québec, Société Historique de Québec, 1970 ;
- Le Breton (David), *La chair à vif*, Paris, Métailié, 2008 ;

- Lebrun (F.), « Médecins et empiriques à la cour de Louis XIV », in *Histoire, économie et société. Santé, médecine et politiques de santé*, 3e année, n° 4, 1984 ;
- Lebrun (François), *Se soigner autrefois. Médecins, saints et sorciers aux XVIIe et XVIIIe siècles*, Paris, Temps actuels, 1983 ;
- Lecourt (Dominique), *Dictionnaire de la pensée médicale*, Paris, Presses universitaires de France, 2004 ;
- Le Harivel (François), *The Self-Instructor, a plan for teaching languages*, Londres, Simpkin, 1835 ;
- Léon (Y.), « Exercice illégal de la médecine en Ille-et-Vilaine au XIXe siècle », in *Actes. Société française d'histoire de l'art dentaire*, Paris, 1995 ;
- Levey (M.), « Medical Deontology in Ninth Century Islam", in *Science History Publications*, New York, 1977 ;
- Lewin (Louis), *Traité de toxicologie*, Octave Doin, 1903 ;
- Littré (Émile), *Médecin et médecins*, Paris, Didier, 1872 ;
- Littré (Émile) et Robin (Charles), *Dictionnaire de médecine, de chirurgie, de pharmacie, des sciences accessoires et de l'art vétérinaire*, Paris, J.-B. Baillière, 1855 ;
- Mandressi (Rafael), *Le Regard de l'anatomiste. Dissection et invention du corps en Occident*, Paris, Seuil, 2003 ;
- Mandressi (R.), « Les limites du cadavre. La tentation de la vivisection humaine, XVI-XVIIIe siècles », in *Histoire, médecine et santé* n°2, Toulouse, Méridiennes, 2012, pp. 109-135 ;
- Megherbi (Abdelghani), *La pensée sociologique d'Ibn Khaldoun*, Alger, SNED, 1971 ;
- Melhaoui (Mohamed), *Peste, contagion et martyre. Histoire du fléau en Occident musulman médiéval*, Paris, Publisud, 2005 ;
- Mercier (Louis-Sébastien), *Tableau de Paris, XLI, Le Bourreau*, Paris, Pagnerre, 1853 ;
- Meunier, « La "Politique du médecin" de Frédéric Hoffmann », in *Bulletin de la Société française d'Histoire de la Médecine*, 1902,1 ;
- Miles (S. H.), « Abu Ghraib: its legacy for military medecine », in *The Lancet* 364, 2004, pp. 725-729 ;

- Milot (J.), « Profanateurs de tombeaux et détrousseurs de cadavres », *in Le Médecin du Québec*, volume 42, n° 11, novembre 2007 ;
- Minois (Georges), *Le prêtre et le médecin. Des saints guérisseurs à la bioéthique*, Paris, CNRS, 2015 ;
- Mollaret (H. H.), « Dissimulation et négation de la peste », in *Histoire des sciences médicales,* Tome XXIX, n° 4, 1995 ;
- Mondor (Henri), *Anatomistes et chirurgiens*, Paris, 1949 ;
- Monfalcon (Jean Baptiste), *Histoire de la ville de Lyon*, tome II, Paris, Dumoulin, 1847 ;
- Moreau de Maupertuis (Pierre Louis), *Lettre sur le progrès des sciences. Utilités du supplice des criminels*, 1752 ;
- Muñoz Garrido (R.) et Muñiz Fernandez (C.), *Fuentes legales de la medicina española (siglos XIII-XIX)*, Salamanque, Instituto de Historia de la Medicina Española, 1969 ;
- Nougaret (Pierre Jean-Baptiste), *Londres, la cour et les provinces d'Angleterre, d'Écosse et d'Irlande ou Esprit, mœurs, coutumes*, tome II, Paris, Briand, 2016 ;
- Nutton (V.) et Vivian (C.), « The Archer of Meudon: A curious Absence of Continuity in the History of Medicine », in *Journal of the History of Medicine and Allied Sciences*, 58, 2003, pp. 401-427 ;
- Nutton (Vivian), *The Discources of European Practitionners in the Tradition of the Hippocratic Texts*, Grande Bretagne, Cambridge University Press, 2009 ;
- Organisation mondiale de la santé, *Guide pédagogique de l'OMS pour la sécurité des patients*, Genève, OMS, 2015 ;
- Pagel (Julius Léopold), *Die Chirurgie des Heinrich von Mondeville*, Berlin, Hirschwald, 1892 ;
- Panckoucke (Charles-Joseph), *Dictionnaire des Sciences médicales*, Paris, Panckoucke, Tome 53, 1821 ;
- Paré (Ambroise), *Au lecteur. De l'invention et excellence de la médecine et chirurgie*, 1575 ;
- Paré (Ambroise), *Œuvres*, Paris, 1852 ;
- Percebois (I.), « Le cadavre dans la littérature fantastique : la place du corps dans Frankenstein de M. Shelley et Le Rêve du docteur Mišic de K.S. Gjalski », in *Frontières*, 23(2), 2011 ;

- Percival (Thomas), *Medical ethics ; ora code of institutes or precepts, adapted to the professional conduct of physicians and surgeons*, Oxford, Parker ;
- Physicians for Human Rights, *Experiments in torture, evidence of human subject research and experimentation in the «Enhanced» interrogation program*, Boston, juin 2010 ;
- Pigaillem (Henri), *Au chevet de l'histoire. Dictionnaire historique de la médecine*, Paris, Télémaque, 2015 ;
- Pihlström (Irène), *Le médecin et la médecine dans le théâtre comique français du XVIIe siècle*, Göteborg, Uppsala, 1991 ;
- Piorry (Pierre Adolphe), *Mémoire sur l'agonie*, 1875 ;
- Pouget (Régis), *Médecins de Molière et médecins de Proust*, Académie des Sciences et Lettres de Montpellier, novembre 2010 ;
- Quetel (C.), « L'irruption de la syphilis en Europe à la fin du XVe siècle », in *Littérature Médecine Société n°7, Epidémies-fléaux*, Nantes, Université de Nantes,1985 ;
- Rayer (P. F. O.), « Rapport sur le concours », in *Comptes rendus de l'Académie des Sciences de Paris*, 1848, p. 571 ;
- Renouard (Pierre-Victor), *Histoire de la médecine depuis son origine jusqu'au XIXe siècle*, tome I, J.-B. Paris, Baillière, 1846 ;
- Reynaud (Maurice), *Les médecins au temps de Molière, mœurs, institutions, doctrines*, Paris, Didier, 1862 ;
- Riaud (Xavier), *La Pratique dentaire dans les camps du IIIe Reich*, Paris, L'Harmattan, 2002 ;
- Richardson (Ruth), *Death, dissection and the destitute*, Chicago, University of Chicago Press, 2000 ;
- Richardt (A.), « Molière et les médecins », in *Histoire des sciences médicales*, Tome XLI, n°2, 2007 ;
- Romain (Jules), *Knock ou le triomphe de la médecine*, Paris, Gallimard, 1923 ;
- Serna (E.), « Médecine clandestine et vasectomie volontaire », in *Histoire, médecine et santé n° 4. Santé en chiffres*, Toulouse, Méridiennes, 2013 ;
- Schleiner (Winfried), *Medical ethics in the Renaissance*, Washington, Georgetown University Press, 1995 ;
- Sigerist (H.), « Beside manners in the Middle Ages : the Treatise De Cautelis medicorum, attributed to Arnold of

Villanova », in *On the history of medicine*, New York, MD publications, 1960 ;
- Silverman (William Aaron), *Human experimentation: a human guide into the unknown*, Oxford, Oxford University Press, 1985 ;
- Sournia (Jean-Charles), *Histoire de la médecine et des médecins*, Paris, Larousse, 1991 ;
- Ternon (Y.), « Les médecins nazis », in *Les belles lettres, Les Cahiers de la Shoah*, 2007/1, n° 9, pp. 15-60 ;
- Ternon (Yves), *L'État criminel. Les génocides au XXe siècle*, Paris, Le Seuil, 1995 ;
- Thomas (Keith), *Religion and the decline of magic*, Londres, Penguin, 1991 ;
- Thorwald (Jürgen), *Histoire de la médecine dans l'antiquité*, Paris, Hachette, 1966 ;
- Tierney (T .), « Anatomy and governmentality: A Foucaldian perspective on death and medicine in modernity », in *Theory and event*, 2, 1, 1998, pp. 2-50 ;
- Tilles (G.) et Wallach (D.), « Le traitement de la syphilis par le mercure. Une histoire thérapeutique exemplaire », in *Histoire des Sciences médicales,* Tome XXX, n° 4, 1996, pp. 501-510 ;
- Ure (Andrew), *Exposé de quelques expériences faites sur le corps d'un supplicié immédiatement après son exécution ; subi d'observations physiologiques et pratiques*, tome 10, 4e année, Genève, 1819 ;
- Valentin (Mathieu), *A travers les contes et nouvelles de Guy de Maupassant, image de la pharmacie et du pharmacien au XIXe siècle. Étude de la syphilis et de son arsenal thérapeutique, Thèse pour le diplôme d'État de doctorat en pharmacie*, Université de Reims-Champagne-Ardennes, 9 février 2012 ;
- Velter (André), Lamothe (Marie-José), *Les outils du corps*, Paris, Messidor, 1984 ;
- Vicq-d'Azyr (Félix), *Œuvres*, Tome III, Paris, Duprat-Duverger, 1805 ;
- Wedeen (R. P.), *Poison in the pot : the legacy of lead*, Illinois, Carbondale, 1984 ;

- Wickersheimer (Ernest), *La médecine au XVIIe siècle*, Paris, 1932 ;
- Wickersheimer (Ernest), *La médecine et les médecins en France à l'époque de la Renaissance*, Paris, 1905 ;
- Yoram Federmann (G.), « L'horreur de la médecine nazie Struthof, 1943 : qui se souviendra de Menachem Taffel ? », in *Quasimodo* n° 9, *Corps en guerre. Imaginaires, idéologies, destructions*, Tome 2, Montpellier, Printemps 2006 ;
- Zaffran (Marc), *Le patient et le médecin*, Montréal, Presses de l'Université de Montréal, 2014.

ANNEXES

Annexe 1 : Le Code de Nuremberg

1. Le consentement volontaire du sujet humain est absolument essentiel. Cela veut dire que la personne concernée doit avoir la capacité légale de consentir ; qu'elle doit être placée en situation d'exercer un libre pouvoir de choix, sans intervention de quelque élément de force, de fraude, de contrainte, de supercherie, de duperie ou d'autres formes sournoises de contrainte ou de coercition ; et qu'elle doit avoir une connaissance et une compréhension suffisantes de ce que cela implique, de façon à lui permettre de prendre une décision éclairée. Ce dernier point demande que, avant d'accepter une décision positive par le sujet d'expérience, il lui soit fait connaître : la nature, la durée, et le but de l'expérience ; les méthodes et moyens par lesquels elle sera conduite ; tous les désagréments et risques qui peuvent être raisonnablement envisagés ; et les conséquences pour sa santé ou sa personne, qui pourraient possiblement advenir du fait de sa participation à l'expérience. L'obligation et la responsabilité d'apprécier la qualité du consentement incombent à chaque personne qui prend l'initiative de, dirige ou travaille à l'expérience. Il s'agit d'une obligation et d'une responsabilité personnelles qui ne peuvent pas être déléguées impunément ;
2. L'expérience doit être telle qu'elle produise des résultats avantageux pour le bien de la société, impossibles à obtenir par d'autres méthodes ou moyens d'étude, et pas aléatoires ou superflus par nature ;
3. L'expérience doit être construite et fondée de façon telle sur les résultats de l'expérimentation animale et de la connaissance de l'histoire naturelle de la maladie ou autre problème à l'étude, que les résultats attendus justifient la réalisation de l'expérience ;
4. L'expérience doit être conduite de façon telle que soient évitées toute souffrance et toute atteinte, physiques et mentales, non nécessaires ;
5. Aucune expérience ne doit être conduite lorsqu'il y a une raison a priori de croire que la mort ou des blessures invalidantes surviendront ; sauf, peut-être, dans ces

expériences où les médecins expérimentateurs servent aussi de sujets ;

6. Le niveau des risques devant être pris ne doit jamais excéder celui de l'importance humanitaire du problème que doit résoudre l'expérience ;
7. Les dispositions doivent être prises et les moyens fournis pour protéger le sujet d'expérience contre les éventualités, même ténues, de blessure, infirmité ou décès ;
8. Les expériences ne doivent être pratiquées que par des personnes scientifiquement qualifiées. Le plus haut degré de compétence professionnelle doit être exigé tout au long de l'expérience, de tous ceux qui la dirigent ou y participent ;
9. Dans le déroulement de l'expérience, le sujet humain doit être libre de mettre un terme à l'expérience s'il a atteint l'état physique ou mental où la continuation de l'expérience lui semble impossible ;
10. Dans le déroulement de l'expérience, le scientifique qui en a la charge doit être prêt à l'interrompre à tout moment, s'il a été conduit à croire — dans l'exercice de la bonne foi, de la compétence du plus haut niveau et du jugement prudent qui sont requis de lui — qu'une continuation de l'expérience pourrait entraîner des blessures, l'invalidité ou la mort pour le sujet d'expérience

(Source : Extrait du *Jugement du tribunal militaire américain*, Nuremberg, 1947)

Annexe 2 : Les comportements inappropriés des professionnels de santé

Votre médecin se comporte de manière inappropriée si :

• Il n'écoute pas ce que vous dites, vous coupe sans arrêt la parole ou vous ordonne de vous taire ;
Il dénigre vos sentiments, vos émotions, votre expérience ou vos opinions ;
• Il tient des propos humiliants ou qui tendent à vous ridiculiser ;
• Il crie ou est verbalement violent ;
• Il ne répond pas aux questions et refuse de vous informer sur votre état ;
• Il reste silencieux, distant, évitant, évite le contact visuel, parle par monosyllabes ;
• Il vous reproche vivement, de manière autoritaire, de ne pas suivre ses prescriptions ;
• Il réagit aux questions ou à la remise en cause de ses prescriptions avec colère ; il se froisse facilement ;
• Il est insultant à votre égard ou à l'égard d'autres patients ;
• Il s'oppose fermement à ce que vous demandiez un second avis ;
• Il cherche à vous imposer un traitement ou des tests dont vous ne voulez pas ou refuse un traitement sans justification ; il menace de ne plus vous soigner si vous n'obtempérez pas ;
• Il viole (ou menace de violer) l'obligation de confidentialité en révélant des informations à votre entourage, ou vous révèle des informations qui ne vous concernent pas sur une personne de votre entourage ou un autre patient ;
• Il ne vous demande pas votre consentement pour pratiquer un geste médical ; il effectue sur vous ou une personne de votre entourage des gestes brutaux, inappropriés, déplacés ou agressifs ;
• Il vous demande des honoraires non prévus contractuellement, sans les justifier, en argent liquide, et sans vous remettre de reçu ;
• Il s'oppose à ce que vous preniez le temps de réfléchir à une procédure ou à un traitement ;
• Il refuse que vous le consultiez en présence d'un tiers (conjoint, parent, ami) ;

• Il s'oppose à ce que vous alliez demander conseil à un autre professionnel ;
• Il refuse de vous communiquer tout ou une partie de votre dossier.

(Source : Zaffran Marc, *Le patient et le médecin*, Presses de l'Université de Montréal, Montréal, 2014, pp. 245-247)

Annexe 3 : Le trafic d'organes dans le monde

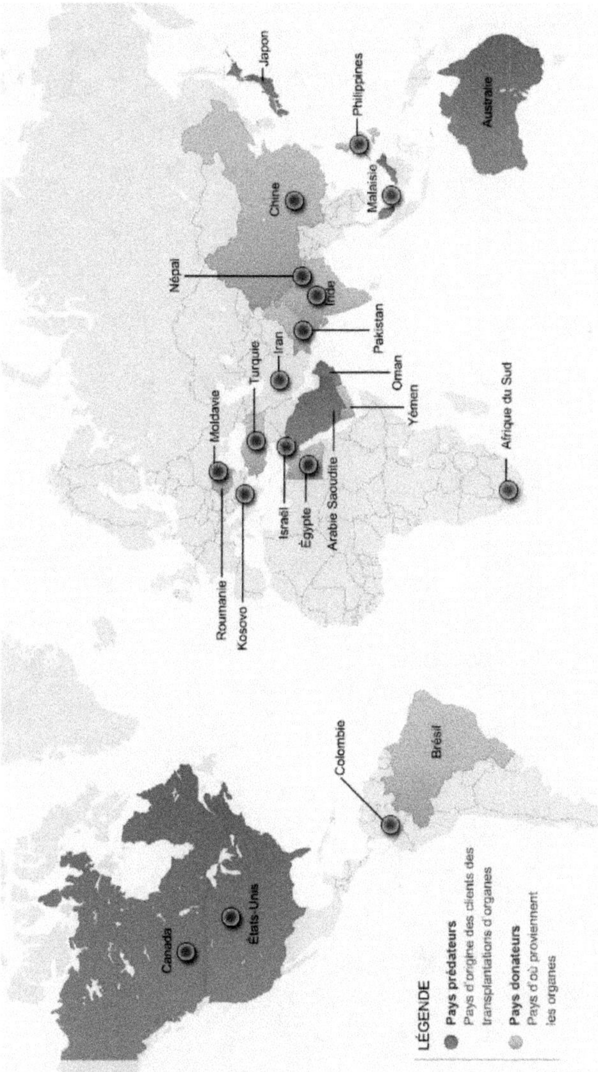

(Source : www.desespoirs.wordpress.com)

HISTOIRE DE LA MÉDECINE AUX ÉDITIONS L'HARMATTAN

Dernières parutions

ART DENTAIRE EN PRÉHISTOIRE

Mathilde Longueville

Des cavités dentaires vieilles de 14 000 ans, d'autres âgées de 6 500 ans où les archéologues ont retrouvé des traces de cire d'abeille en guise de plombages ou encore le plus vieil implant dentaire dont les origines remontent à 7 000 ans. Des découvertes faites par les chercheurs sur des sites disséminés, qui démontrent que les problèmes dentaires existent depuis des millénaires et que l'Homme a tenté de les traiter. Mathilde Longueville nous révèle un pan de vie insoupçonné de l'Homme préhistorique: une alimentation générant des pathologies bucco-dentaires ayant créé le besoin chez notre ancêtre de les soigner. Xavier Riaud

(Coll. Médecine à travers les siècles, 120 p., 17 euros)

ISBN : 978-2-343-13351-5, EAN EBOOK : 9782140120626

UN ORDRE POUR LES CHIRURGIENS-DENTISTES EN FRANCE
24 septembre 1945

Maxime Cournault

L'Ordre des chirurgiens-dentistes a été créé par le général de Gaulle en 1945. Il y a bien eu une section dentaire du Conseil national de l'Ordre des médecins fondée par le maréchal Pétain et le gouvernement de Vichy alors que la France est occupée par les Allemands. Si on doit à la section dentaire le code de déontologie et l'entraide confraternelle aux victimes et prisonniers de guerre, sa mission première a été d'éradiquer les juifs de la profession dentaire. Cette structure sera annulée après la guerre par le général de Gaulle lui-même sur décret. Les deux institutions restent différentes par leurs actions et leurs missions respectives, même si on ne peut oublier les enseignements de l'histoire qui doivent participer au devoir de mémoire et servir comme garant d'une institution ordinale contemporaine.

(Coll. Médecine à travers les siècles, 176 p., 18,5 euros)

ISBN : 978-2-343-16078-8, EAN EBOOK : 9782140116063

LA NEUROCHIRURGIE EN AUVERGNE
Quarante années fondatrices (1953-1993)

Jacques Chabannes
Préface de François Resche

A partir de 1950 la neurochirurgie connait un véritable essor et s'organise au sein des structures hospitalières des grandes villes. Jacques Chabannes nous présente la période fondatrice de la neurochirurgie à Clermont-Ferrand, ainsi que ses principaux acteurs. Un témoignage unique puisque l'auteur a rencontré ces premiers neurochirurgiens, a été formé par eux et à contribué lui-même à l'essor de cette spécialité, tant sur le plan national qu'international.

(Coll. Médecine à travers les siècles, 124 p., 14 euros)

ISBN : 978-2-343-14768-0, EAN EBOOK : 9782140087899

LA MÉDECINE TRADITIONNELLE À MADAGASCAR

Pierrette Ravaonirina Mbola Morel
Préface de Louis Mansaré Marikandia

La médecine traditionnelle dispose d'un environnement magique et fascinant, relaté dans cet ouvrage à travers de multiples expériences de terrain, incluant sources orales et iconographie. Le lecteur est invité à découvrir les méthodes employées par les tradipraticiens, dont le but commun est de faire découvrir la santé à leurs semblables. Il est question ici d'interroger le rôle et le devenir de cette pratique en tant que système de soins dans le cadre d'une multithérapie, pour donner aux patients le choix d'une rencontre entre tradition et modernité.

(504 p., 45 euros)
ISBN : 978-2-343-12728-6, EAN EBOOK : 9782140045561

RENCONTRES AU RISQUE DU TRANSFERT
Psychiatrie et accompagnement social

Lisa Bouvier

Ce livre parle de rencontres, de moments de vie, de liens transférentiels qui se nouent et se dénouent dans le quotidien d''un foyer de postcure psychiatrique. Modibo, un migrant africain, est l'un des personnages à travers lesquels sont mises en évidences des représentations culturelles dans des relations interpersonnelles. Un accent particulier est mis sur la nécessaire décentration des uns, la prise en compte des cadres de référence des autres et sur les stratégies de négociation qui en découlent. Alternant analyse et accompagnement psychiatrique, ce livre montre l'importance de se délester de tout culturalisme et de tous les préjugés qui y sont attachés dans le but d'un possible accompagnement de qualité.

(Coll. Terrain, récits et fictions, 106 p., 13 euros)
ISBN : 978-2-343-17174-6, EAN EBOOK : 9782140122408

CLINIQUE ET POLITIQUE DE LA DOULEUR
Préface de Marcel Czermak

Nafissa Boukerche-Delmotte

De quoi la douleur est-elle faite ? Est-elle un signal ? Une émotion ou une sensation ? Est-elle un symptôme à déchiffrer ou est-elle une écriture, un hiéroglyphe ? Ce sont autant de questions qui seront explorées à partir d'un détour par l'histoire de la douleur en médecine et éclairées par les apports freudiens et lacaniens. Psychologue clinicienne de formation psychanalytique, ercerçant depuis 20 ans dans un Centre d'évaluation et de Traitement de la Douleur (C.E.T.D), l'auteure constate que la douleur chronique met en difficulté tous les professionnels qui ont la charge et que l'offre considérable de thérapeutiques proposés est incapable de résoudre. Cet ouvrage rend compte, d'une part, de cet embarras que la douleur chronique suscite et ce à partir de la pratique de l'auteure dans un service de médecine. Cette réflexion prend corps à partir de ce que les patients lui enseignent, à savoir que le corps du patient douloureux se met à se manifester d'une façon tout à fait impossible à déchiffrer, d'où l'analogie avec la psychosomatique, telle que l'ont conceptualisée François Perrier et Jacques Lacan. D'autre part, cet essai explore plusieurs champs, médical, psychanalytique et politique, afin de proposer une approche plus complexe des phénomènes douloureux. En avançant sur ce fil, l'ouvrage met en relief toute l'étendue de la question.

(Coll. Études Psychanalytiques, 174 p., 18,5 euros)
ISBN : 978-2-343-17247-7, EAN EBOOK : 9782140120862

ARGENT ET MÉDECINE

Jacques Mornat

Les dépenses liées à la santé sont un des pôles majeurs du budget médico-social de la France. Chaque ménage consacre à la médecine un budget non négligeable. L'ouvrage fait le point sur le système de financement français des soins médicaux, s'intéresse plus en détail à la formation et à la rémunération des médecins et des professionnels de santé. Il révèle la difficulté que ces derniers rencontrent. Alors que les débats sur le système de santé en France se multiplient, Argent et médecine permet d'y voir un peu plus clair.

(198 p., 20,5 euros)

ISBN : 978-2-343-17100-5, EAN EBOOK : 9782140121432

ANDRÉ VÉSALE ET AMBROISE PARÉ

Destins croisés d'un anatomiste et d'un chirurgien de la Renaissance

Philippe Scherpereel

Plus que des vies parallèles comme les eût écrites Plutarque, on peut parler de destins croisés car Ambroise Paré et André Vésale verront leurs chemins se croiser à plusieurs reprises. Ils feront une partie de leur formation à Paris, en ayant les mêmes maîtres et les mêmes condisciples. Ils soigneront les blessés dans les armées des deux camps opposés et serviront les plus grands rois et empereurs de leur époque. L'anatomie fécondera la chirurgie, et de leurs interactions intellectuelles et pratiques naîtra la science médicale moderne.

(Coll. Médecine à travers les siècles, 174 p., 18 euros)

ISBN : 978-2-343-17539-3, EAN EBOOK : 9782140121494

JE SUIS UN CORPS QUI PENSE

Pour une thérapie corps-esprit

Marc Tocquet

Ce n'est pas une surprise : l'être humain est une unité psycho-corporelle. Dans ce livre, Marc Tocquet décrit cette méthode thérapeutique, ses concepts spécifiques, sa pratique originale et l'illustre de nombreuses descriptions cliniques. Nous voyons notamment comment le travail thérapeutique au coeur des situations, la façon d'appréhender ce que la personne a vécu dans ces moments, mais aussi ce qu'elle n'y a pas vécu, ouvre vers une transformation thérapeutique durable.

(Coll. Psychanalyse, médecine et société, 248 p., 25 euros)

ISBN : 978-2917714-25-6, EAN EBOOK : 9782140120374

RECONSTITUTIONS FACIALES CHEZ LES MOMIES ÉGYPTIENNES

Préface du Docteur Xavier Riaud

Morgane Morice

L'Egypte... Une terre aride traversée par le fleuve le plus long du monde. Désert et oasis, cités pleines de vie et cités de pierre, vestiges d'un passé et d'une civilisation ancienne dont les richesses archéologiques et les mystères ne cessent d'émerveiller encore de nos jours les chercheurs de toutes nationalités. Ceux-ci ont contribué à l'émergence d'une science, l'égyptologie, qui s'attarde notamment sur la découverte et la connaissance des rois d'Egypte. Les rencontrer, les comprendre, découvrir leurs rites, leurs moeurs, leurs us et coutumes, c'est appréhender d'une certaine façon un peu de l'Egypte antique.

(Coll. Médecine à travers les siècles, 96 p., 12 euros)

ISBN : 978-2-343-17287-3, EAN EBOOK : 9782140118524

US ET COUTUMES DE LA SALLE DE GARDE

Gerard Terrier

La salle de garde est un lieu "mythique". Malheureusement, avec l'évolution de la société, et le monde médical ne fait pas exception à la règle, les traditions se perdent. Ce petit ouvrage vous fait pénétrer au sein de coutumes et de rites qui remontent à la nuit des temps. Ces derniers sont souvent l'objet d'inexactes interprétations, voire de fantasmes. Cette description, vue "de l'intérieur", permet de faire connaissance avec un milieu où les traditions, les us et coutumes et les symboles, bien qu'ancrés depuis des siècles, sont en train de s'étioler voire de tomber en désuétude.

(Coll. Médecine à travers les siècles, 82 p., 11,5 euros)

ISBN : 978-2-343-17138-8, EAN EBOOK : 9782140118371

SALOMON RESNIK
Un psychanalyste à l'écoute de la folie

Martin Reca

Salomon Resnik (Buenos Aires, 1920 - Paris 2017), psychiatre et psychanalyste, n'hésita pas à emprunter différents chemins afin de ne jamais s'écarter de sa seule voie : écouter la folie pour la soigner. Les chemins des écoles de pensée les plus rigoureuses, ceux de l'exil, certes, mais surtout l'itinéraire labyrinthique de l'inconscient : le langage du corps, le masque du délire, l'espace mental des groupes, le dessin de l'enfant, les scènces du rêve, l'aphasie des émotions, les paroles gelées de la culture... Tous ces chemins dans une seule voie : celle du transfert dans la rencontre avec les patients.

(Coll. Psychanalyse et civilisations, 210 p., 20 euros)

ISBN : 978-2-343-17002-2, EAN EBOOK : 9782140118098

LE PATIENT ET L'ERREUR MÉDICALE

Christian Sicot

« Si j'avais su... » Cette phrase, souvent prononcée par des patients victimes d'une erreur médicale, sous-entend de profonds regrets et parfois un immense désespoir. Alors que les accidents liés aux soins n'ont jamais été aussi nombreux (au moins 10 000 morts annuelles en France), les patients peuvent-ils jouer un autre rôle que celui de victime impuissante ? Cet ouvrage fournit à chacun des informations pour acquérir les bons réflexes et sécuriser son propre parcours de soins.

(Coll. Ethique et pratique médicale, 278 p., 29 euros)

ISBN : 978-2-343-16818-0, EAN EBOOK : 9782140116582

JE VAIS MOURIR MARDI 18
Le suicide assisté au paradis helvète

Claude Mermod

Préface de Mauro Poggia. Postface d'Olivier Chabloz

Par effets de médias, le suicide assisté se transforme en un acte militant puis se propage. Voilà enfin le contre-témoignage qui alerte sur cet abus, notamment lorsque l'aide médicale à mourir est accordée à des personnes en bonne santé. L'auteur commence par enquêter sur le suicide de son frère. Bien documenté, il s'adresse aux responsables politiques, mais aussi du droit et de la santé publique pour les mettre en garde contre la banalisation de cette pratique. Il prévient contre une dérive sociétale qui se voue au culte de la mort.

(322 p., 33 euros)

ISBN : 978-2-343-16246-1, EAN EBOOK : 9782140116025

Structures éditoriales du groupe L'Harmattan

L'Harmattan Italie
Via degli Artisti, 15
10124 Torino
harmattan.italia@gmail.com

L'Harmattan Hongrie
Kossuth l. u. 14-16.
1053 Budapest
harmattan@harmattan.hu

L'Harmattan Sénégal
10 VDN en face Mermoz
BP 45034 Dakar-Fann
senharmattan@gmail.com

L'Harmattan Cameroun
TSINGA/FECAFOOT
BP 11486 Yaoundé
inkoukam@gmail.com

L'Harmattan Burkina Faso
Achille Somé – tengnule@hotmail.fr

L'Harmattan Guinée
Almamya, rue KA 028 OKB Agency
BP 3470 Conakry
harmattanguinee@yahoo.fr

L'Harmattan RDC
185, avenue Nyangwe
Commune de Lingwala – Kinshasa
matangilamusadila@yahoo.fr

L'Harmattan Congo
67, boulevard Denis-Sassou-N'Guesso
BP 2874 Brazzaville
harmattan.congo@yahoo.fr

L'Harmattan Mali
Sirakoro-Meguetana V31
Bamako
syllaka@yahoo.fr

L'Harmattan Togo
Djidjole – Lomé
Maison Amela
face EPP BATOME
ddamela@aol.com

L'Harmattan Côte d'Ivoire
Résidence Karl – Cité des Arts
Abidjan-Cocody
03 BP 1588 Abidjan
espace_harmattan.ci@hotmail.fr

L'Harmattan Algérie
22, rue Moulay-Mohamed
31000 Oran
info2@harmattan-algerie.com

L'Harmattan Maroc
5, rue Ferrane-Kouicha, Talaâ-Elkbira
Chrableyine, Fès-Médine
30000 Fès
harmattan.maroc@gmail.com

Nos librairies en France

Librairie internationale
16, rue des Écoles – 75005 Paris
librairie.internationale@harmattan.fr
01 40 46 79 11
www.librairieharmattan.com

Lib. sciences humaines & histoire
21, rue des Écoles – 75005 Paris
librairie.sh@harmattan.fr
01 46 34 13 71
www.librairieharmattansh.com

Librairie l'Espace Harmattan
21 bis, rue des Écoles – 75005 Paris
librairie.espace@harmattan.fr
01 43 29 49 42

Lib. Méditerranée & Moyen-Orient
7, rue des Carmes – 75005 Paris
librairie.mediterranee@harmattan.fr
01 43 29 71 15

Librairie Le Lucernaire
53, rue Notre-Dame-des-Champs – 75006 Paris
librairie@lucernaire.fr
01 42 22 67 13

www.ingramcontent.com/pod-product-compliance
Lightning Source LLC
LaVergne TN
LVHW010923061026
849535LV00007B/2201